임상병리사는 이렇게 일한다

임상병리사는 이렇게 일한다

박수진 지음

병원으로 출근하는 사람들

7

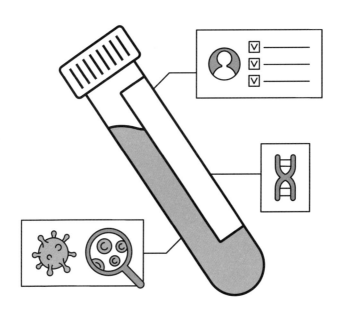

청년의사

안녕하세요, 박수진입니다

"임상병리사가 뭐하는 사람인데?"

"나는 임상병리사입니다."라고 말하면 거의 항상 받는 질문이다. '임상병리사'는 꽤나 생소한 직업이긴 하다. 임상병리사는 사무직도 아니고 현장직도 아니고, 병원에서 흔히 마주칠 수 있는 직종인 의사나 간호사도 아니다. '임상'이라는 단어만 보면 병원과 관련된 직업인 것 같긴 한데, 직업명으로 봐서는 구체적으로 무슨 일을 하는지 쉽게 추측하기 어렵다.

생각보다 임상병리사는 병원 내의 다양한 분야에서 근무하고 있다. 환자와 직접 대면할 수 있는 외래 진료과(예: 심장내과, 호흡기내과, 이비인후과, 안과, 신경과, 심장혈관흉부외과, 건강관리과, 종합검진센터 등)에 소속된 생리기능 검사실 그리고 진단검사의학과 소속이지만 환자를 응대하는 대민 부서인 채혈실에서 근무하는 임상병리사 선생님들도 있다. 이를 제외한 진단검사의학과, 병리과 소속의 임상병리사 선생님들은 환자로부터 채취한 검체에 포함된, 알고자 하는 성분을 분석하는 검사를 진행하고 결과를 도출하는 일을 한다. 전혀 모르는 사람이 본다면 '뭐하는 사람이야?'라고 호기심이 생길 수 있다.

"앉아서 편하게 현미경을 보는 일인가?"

환절기가 되면 뉴스에서 인플루엔자 유행에 대한 내용을 알리며 독감예방을 독려한다. 그때마다 단골처럼 나오는 장면이 세균 배지에 접종하는 장면 또는 현미경을 보고 있는 병리사 선생님들의 검사 현장이다. 뉴스에서 현미경을 경검하는 사람들이 임상병리사라는 것을 아는 사람들은 우리가 편하게 앉아서 눈으로 보고 손으로 끄적이는 일만 하는 줄 안다. 몇몇 친척 어른들께 종종 듣던 말이었다. 처음에는 '그래. 네가 열심히 해서 자기 앞길을 잘 찾아갔구나.'라는 칭찬 정도로 여겼으나, 듣기 좋은 꽃노래도 한두 번이지 뵐 때마다 혹은 한 다리 건너 전해 듣는 일이 잦다보니 내 일상적인 육체적, 정신적 체력 소모가 묵살되는 기분이었다.

"저 편하게 일하지 않아요. 현미경 보는 일이 앉아서 편하게 일하는 것이라고요? 그럼 그 현미경 샘플은 누가 만드는 건데요? 그 하나의 완성물이 만들어지기 전까지의 과정은요? 제 일에 대해 설명하려면 길어요. 결코 쉽게 일하는 직업이 아니랍니다."

"어차피 기계가 다 알아서 하잖아?"

'밥은 전기밥솥이 하고 빨래는 세탁기가 하잖아.' 인터넷에 떠도는 부부싸움 유발 발언 중 하나다. 전기밥솥으로 밥을 짓는다는 건, 밥 짓는 사람이 마트에서 쌀을 사와 그 쌀을 잘 씻고 적당히 불린 뒤 적정량의 물을 개량하고 밥솥에 넣은 다음 전기코드를 콘센트에 꽂고 취사 버튼을 누르기까지의 과정을 거치는 일이다. 빨래도 마찬가지다. 빨래하는 사람이 빨랫감을 분류하고 애벌빨래를 한 후 세탁기에 세제와 함께 넣은 다음 버튼을 누르기까지의 과정을 거쳐야 한다.

검사 항목 중 하나인 ABGA(Aterial Blood Gas Analysis)를 예로 들어보자. ABGA는 환자의 동맥으로부터 동맥혈을 채취하여 혈중 산소포화도와 더불어 여러 가스 성분을 분석하는 항목이다. 이 과정을 시행하기 위해서는 다음과 같은 과정을 거쳐야 한다. 항응고제 헤파린(Heparin)이 포함된 주사기(Syringe)로 동맥혈 채취 → 검사실로 전달 → 검사 → 결과 분석 후 임상에 보고. 언뜻 보면 간단해 보일 수 있다. 여기서 임상병리사가 할 일은 도착한 검체를 검사 전에 잘 확인하는 것이다. '검체량이 너무 적지 않은가?' '혈액이 응고되지는 않았는가?' 여기서 문제가 없으면 정도관리[1] 결과에 전혀 문제가 없는 장비에 검사를 건다. 농도를 알고 있는 정도관리 물질을 해당 장비에 검사했을 때 아무 이상이 없으

---

1 정도관리(Quality Control, QC): 의사들이 확신을 갖고 진단 및 치료를 할 수 있도록 실험실에서 얻어진 결과치에 유용성을 부여하는 일련의 체계로, 검사 결과의 신뢰도를 높이는 과정이다.

면 '아, 이 장비는 믿고 검사를 해도 되겠다.'라고 판단하고 검사를 시행한다. 이 과정에서는 정도관리 물질 관리와 더불어 장비 자체 관리가 핵심이다. 이 모든 과정이 통과되면 믿고 검사를 시행하고, 이후 도출된 결과를 확인한 뒤 이상이 없으면 임상에 보고한다.

이상이 없는지 확인하는 것은 '해당 환자의 다른 검사 항목과 비교했을 때 도출되기 힘든 결과인가?' 'Aterial, 즉 동맥혈인데 납득하기 어려울 정도로 왜 이렇게 산소포화도가 낮은가?' '혹시나 혈액이 극소량이라 항응고제에 의한 희석으로 결과에 영향이 있을 수 있지 않은가?' 등의 이유가 있다. 이상이 있다고 판단될 경우 해당 진료과에 연락해서 "검사자 입장에서는 이 결과를 신뢰할 수 없으니, 가능하다면 검체 재채취를 부탁해도 될까요?"라고 말해야 한다. 여기까지가 검사자의 영역이다. 이 같은 일련의 진행과정을 위해서는 검사 항목과 더불어 해당 검사를 하기 위한 검체에 대한 충분한 이해가 필요하다. 이런데도 기계가 다 알아서 한다고?

문유석 판사의 소설 『미스 함무라비²』에 이런 내용이 있다.

"어느 분야나 마찬가지겠지만 사람들의 눈에 띄는 것은 언론에 나오는 거창한 사건들, 튀는 일들뿐이다. 하지만 어느 분야든 다수의 일하는 이들은 화려하지 않고 튀지도 않는 일들을 묵묵히 반복하고 있다. 그러기에

2 문유석, 『미스 함무라비』 문학동네(2016)

세상은 혼란스러운 탄식과 성급한 결정에도 불구하고 오늘도 묵묵히 흘러간다."

누구나 묵묵히 자기 일을 하고 있다. 하지만 잘 모르는 사람들의 가벼운 비아냥거림에 '모르면 그럴 수 있지.'라는 이해심이 지속되다 보면, 무의식중에 '나는 그런 일을 하는 사람이야.'라고 스스로를 세뇌시키는 경우가 허다하다. 이것이 내가 부족하지만 이 책을 집필하기로 결심한 이유다.

앞으로 임상병리사가 되기 위해 꿈꾸는 예비 임상병리사들과 이제 막 사회생활을 시작한 신입 임상병리사들에게, 그들보다 조금 더 경력이 있는 임상병리사로서 '내가 무슨 일을 하는 사람인지' 그리고 '내가 어떤 사람인지'란 나의 생각을 전달하고 싶었다.

아주 높은 연차라 많은 경험이 있다고 할 수는 없지만 15년 이상의 고연차와 5년 이하의 저연차 선생님들 사이에서 두루두루 폭넓게 받아들일 수 있는 입장으로서 내가 아는 것을 다양하게 전해주고 싶다.

이제 막 임상병리사가 되었거나 현직에서 활발하게 활동 중인 임상병리사라면 누구나 겪을 수 있는 다양한 경험들을 전달해보려 한다. 나의 이야기가 임상병리사를 꿈꾸는 사람들에게 조금이나마 도움이 되길 바라며.

임상병리사
박수진

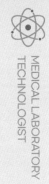

제2장 새내기 임상병리사의 적응과 이해

제3장 병원 내 임상병리사는
어떤 부서에서 어떤 업무를 할까?

제4장 정규직 임상병리사로서
한 걸음 더 나아가기

제5장 병원 밖 임상병리사는 어떤 분야에서, 어떻게 일할까?

(제1장)

임상병리사가
되기 위한

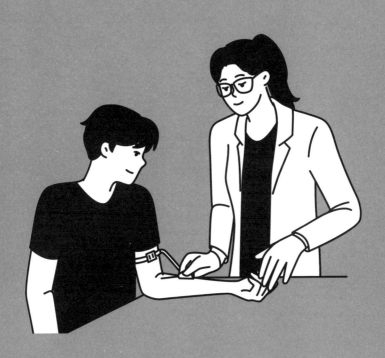

첫걸음

남들과는 조금 달랐던
어린 시절의 호기심

이 직업에 대해 정식으로 찾아보고 알게 되기 전까지 임상병리사라는 직업에 대해 아예 모르던 어린 시절에는 그저 호기심이 많은 아이들 중 한 명이었다. 나의 이런저런 호기심들이 이 직업과 많이 연관되어 있었기에 임상병리사란 직업에 대해 알게 된 시점부터 빠르게 관심을 가질 수 있었던 것 같다.

초등학교 1학년 때 학교에서 간이 혈액형 검사를 했던 적이 있다. '간이'라고 말하는 이유는 그때 했던 혈액형 검사는 정식적으로 하는 게 아니었기 때문이다. 이 검사로 혈액형을 확신하게 되면 큰 일(?)이 날 수도 있던 시절이었다. 그 당시 혈액형 검사를 하던 선생님들은 학생들의 귓불을 란셋[3]이라는 바늘로 찔러 피를 내고 코팅이 되어 있는 얇고 긴 종이 위에 이 혈액을 세 번 묻힌 다음, 파랗고 노란 투명한 액체를 떨어뜨렸다. 다른 친구들은 한 번에 끝내고 금세 수업을 하러 교실로 돌아갔지만, 1학년 중에서 나만 여러 번 검사를 하게 되었다. 다 끝난 줄 알았지만 교실로 돌아와서도 수업 중에 한 번 더 불려 나가기도 했다. 그때 그러한 상황이 너무나 신기했다.

'내 피는 다른 친구들의 것과 다른가?'

이때 혈액형 검사를 한 이후로 이 궁금증이 계속 머릿속에 맴돌았다. 제목이 기억나진 않지만 그즈음 어느 드라마에서 Rh- 혈액형에 대한 내용이 나왔는데, 극중의 정확한 대사는 기억나지 않지만 전반적인 내용은 이러했다. 극중 어린아이가 어떤 질환으로 인해 수혈인지, 골수 이식을 받아야 해서 혈액형 검사를 하게 되었는데 Rh- 혈액형이 나와 당장 아이의 부모로부터 수혈을 받을 수가 없었다. 부모가 둘 다 Rh+ 혈액형이었기 때문에 친부모가 따로 있다는 것, 즉 Rh+ 혈액형 사이에서는 절대로 Rh- 혈액형이 나올 수 없다는 내용이었다. (작가가 조금만 더 조사하고 공부하여 대본을 썼더라면 이런 말도 안 되는 정보를 드라마에 내보내지는 않았을 텐데······.)

그 당시에는 지금과는 달리 지상파 방송 시청률이 상당히 높았기 때문에 드라마에서의 악역을 맡은 연예인은 현실에서 뭇매를 맞았고, 생

---

3 란셋이란 당뇨병 환자들이 자가혈당 검사를 할 때 손가락을 찌르기 위해 사용하는 침이다. 헌혈하러 가서 문진할 때 혈액형 검사를 위해 간호사가 공혈 예정자의 손가락을 찌를 때 사용하는 바늘도 란셋이다.

소한 정보가 언급되면 그것이 진실인 줄 알던 시대였다. 그래서 그런지 실제로 많은 사람들이 이 잘못된 정보가 진짜라고 믿었다. Rh- 혈액형이었던 내가 상처받을 일이 생길까 염려되었던 부모님은 잘못된 정보를 갖고 내 혈액형에 관해 질문하는 사람들에게 거짓으로 혈액형을 알려주셨던 기억이 있다.

이후 중학교에 진학하여 멘델의 유전법칙에 대해 수업을 듣고 혈액형에 대한 정확한 정보를 배운 뒤에야 드라마의 내용이 잘못된 것임을 알았다. 부모님은 두 분 다 Rh+ 혈액형이시니 난 열성 유전자를 받은 것이다. 멘델의 법칙이 성립된다. 심지어 아버지는 Rh+ AB형, 어머니는 Rh+ O형이시니 나는 아버지의 -O 유전자와 어머니의 -O 유전자, 즉 표현되지 않는 열성유전자만 받았다. 이 얼마나 흥미로운 이야기인가?

이후에는 교육과정을 거쳐 나의 혈액형인 Rh- O형이 '이론적으로' 다른 사람들에게도 수혈을 해줄 수 있다는 사실을 알았고, 그렇게 헌혈에 대한 호기심이 생기게 되었다. 그리고 만 17세가 된 이후에는 학교에 왔던 헌혈차에서 처음 헌혈을 해봄으로써 나의 혈액이 다른 사람에게로 가는 과정 중의 일부를 경험할 수 있었다. 며칠 뒤에 집으로 혈액검사 결과지가 도착했다. 헌혈 후에 해당 혈액으로 검사한 혈액형을 비롯하여 여러 가지 진행된 검사의 결과지였다. 그 순간 또 다른 물음표가 머릿속에 떠올랐다.

'이건 어떻게 검사하는 걸까?'

어머니를 통해 생긴
또 다른 호기심

어머니는 20~21세 때 폐결핵 및 관절결핵을 앓으셨다. 그것도 꽤 까다롭고 독한 TB균에 의한 것이었다. 잘 모르는 사람들을 위해 결핵균(Mycobacterium tuberculosis ; TB)에 대하여 먼저 간단하게 설명하자면, TB균은 결핵을 발병시키는 균으로 호흡기 질환을 야기할 수 있고 이를 진단하기 위한 여러 과정 중에는 TB균의 증식을 확인하는 배양 검사가 있다(세균은 다세포생물처럼 크는 것이 아니라 2분법으로 분열하므로 '키운다'보다는 '증식'이라는 표현이 좀 더 적합할 것 같다). TB균의 큰 특징은 증식 속도가 일반 세균들에 비해 매우 느리다는 것이다. 또한 균의 구성 성분인 세포막이 다른 균들과 다르게 외부 환경의 변화에 상대적으로 강하다는 특징이 있다. 이러한 TB균을 확인하기 위해서는 환자로부터 채취한 가검물(보통은 객담을 많이 채취함)을 적절하게 처리하여 현미경 경검을 위한 슬라이드 제작 및 배양을 위한 배지의 접종을 하게 된다. 만약 슬라이드에서 균이 보이면 의료기관에서 적용하는 기준에 따라 보고해야 한다. 하지만 무언가 보였다 하더라도 TB균이라고 단정 지을 수는 없다. TB균을 염색하는 기법은 이들과 유사한 성질을 가진 균들도 다 염색이 되기 때문이다. 하지만 TB균의 배양기간은 최대 8주까지 걸리기 때문에 마냥 기다릴 수만도 없다. 그래서 염색에서 보이면 이를 먼저 보고하고 임상에서는 다른 검사 결과 및 환자의 증상을 토대로 진료하고 처방하는 것으로 알고 있다.

결핵은 한 번 진단받으면 꽤 오랜 기간 치료제를 복용해야 하는데, 한 번의 복용량이 거의 주먹 한 줌 정도라 약만 먹어도 배가 부를 지경이라고 한다. 어머니는 정말 열심히 약을 드셨지만 결국 전이되어 팔꿈치에서도 발견되었다고 한다. 먹고살기 힘들었던 시절이라 병원을 좀 더 빨리 가지 못해 치료를 늦게 시작하셨던 것일까? 아니면 치료 기간 중에 관리의 소홀함이 있었던 것일까? 어떤 것이 문제였는지는 모르지만 그 결핵균은 팔 관절로 전이되었고, 지금도 조금 불편한 상태로 생활하신다. 사실 나는 태어날 때부터 봐왔기에 팔이 불편한 어머니의 모습이 어색하진 않지만, 가끔 어머니의 젊은 시절 이야기를 들으면 어쩌다 그런 세월을 겪어야 했을까 하는 안타까움과 함께 궁금증이 생겼다.

'결핵균은 어떻게 생겼을까? 도대체 뭐 때문에 드라마마다 결핵에 걸리면 기침을 하면서 피를 토하고 고통스러워하는 걸까? 과연 이런 걸 알아내는 사람은 어떤 사람일까?'

사실 결핵균에 대해서는 대학교에 진학 후 미생물학을 배우기 전까지는 잘 몰랐다. 가끔 지하철이나 뉴스에서 'OECD 가입 국가 감염률 1위, 대한민국'이라는 불명예스러운 문구를 볼 때마다 결핵에 대한 호기심 정도만 가지고 있었다.

이 외에도 많은 상황들이 있었지만 그 상황들의 끝에는 언제나 물음표가 남았다. 당장 해결할 수 있는 간단한 궁금증도 있었지만, 분명 실생활에서 충분히 접할 수 있는 것임에도 당장에 그 궁금증을 풀 수는 없었다. 지금처럼 인터넷이 발달하고 블로그나 SNS 문화가 잘 형성되어 있었다면 검색 한 번에 충분히 해결됐을 것이다. 그러나 그 당시엔 중학교 입학 전에야 내 소유의 컴퓨터가 생겼고 적재적소에 인터넷 검색을 유용하게 할 수 있었던 것은 고등학생이 되고 나서였으니, 그 전까지는 그저 머릿속 한편에 '해결되지 못한 궁금증'으로만 오랜 시간 남아 있었다.

이처럼 속 시원히 해결되지 않았던 궁금증들이 '임상병리사'란 직업의 존재를 알고 나서부터 조금씩 풀렸던 것 같다. 이런 호기심과 질문들이 미래 나의 진학과 진로 선택에 많은 도움이 되었다고 생각한다. 어떻게 이러한 호기심들이 현재 나의 직업과 연결될 수 있었을까?

임상병리학과로
진학을 결정하다

    고등학교 2학년이 될 때까지 진로에 대해 특별히 생각해본 적이 없었다. 초등학생 때 장래희망을 적어오라고 하면 선생님과 부모님께 혼나는 게 무서워 알고 있던 아무 직업이나 적었던 기억이 난다. 그 외에는 내가 무엇을 좋아하는지, 미래에는 어떤 일을 하게 될지 깊게 생각해본 적이 없었다. 개인사를 잠시 이야기하자면, 나는 부모님께서 아주 늦게 낳으신 외동딸이다. 요즘 같은 시대를 기준으로 하면 늦둥이라 하기에는 조금 애매한 감이 있지만, 그 시절에는 상당한 늦둥이였다. 외동딸에 늦둥이니, 누구나 예상하듯이 많이 사랑받고 자랐지만 한편으로는 남들보다 더 강하게 자란 면도 있다. 부모님께서는 늘 내게 "넌 형제자매가 없으니 우리가 힘이 없어지면 네가 기댈 곳이 없단다."라고 말씀하시며 늘 내가 혼자라는 생각을 하게 하셨다. 혼자 힘으로 어려운 일을 헤쳐 나갈 줄 알아야 한다고 말씀하셨고, 내 결정에 대한 책임은 스스로 져야 한다고 교육하셨다. 이런 부모님은 연일 보도되는 '취업난에 시다리는 청년들'에 대한 뉴스를 접하실 때마다 또래 친구들보다 부모의 보살핌을 오래 받을 수 없는 나의 걱정을 많이 하셨다.

"간호학과로 진학하는 건 어떻겠니?"

진로를 결정해야 했던 2010년도 전후 당시에는 간호사 인력이 부족해서 학과를 새로 개설하는 학교가 많았다. 그렇기에 부모님께서는 간호학과를 졸업하여 간호사 면허를 취득하면 취업이 어렵지 않을 거라 생각하셨던 것이다.

"자신 없어요."

간호사가 하는 일에 대해서 자세히는 몰랐지만 간호사는 곧 '나이팅게일'이라는 인식이 있어서 그런지, 나에게 간호사란 환자를 위해 내 한몸 바쳐 봉사하는 마음으로 다른 사람의 건강을 위해 희생하는 천사 같은 존재였다. 그러자 부모님께서 말씀하셨다.

"네가 독립할 능력이 될 때까지 너를 돌보는 것은 우리 몫이야. 하지만 우리는 젊지 않고 지금도 힘에 부친단다. 안정적으로 자리 잡을 수 있는 직업을 선택하면 좋지 않겠니?"

부모님의 말씀이 맞았다. 언제까지 부모님께 기대며 살 수는 없는 노릇이었기에 그날부터 진로에 대해 진지하게 고민하기 시작했다. 첫 번째는 부모님으로부터 최대한 빨리 독립할 수 있어야 하고, 두 번째는 안정적인 직장을 잡아야 하며, 마지막으로 선택했을 때 후회 없는 길을 가고 싶었다. 그 당시 간호학과의 인기와 더불어 유행처럼 도는 말이 있었는데, '우리나라가 망해도 병원과 교회는 살아남을 것이다.'란 말이었다. (나중에 어른이 돼서야 알게 된 것이지만, 이것은 우리나라의 훌륭한 의료제도 덕분이었다.)

'보건계열 중에 내가 잘할 수 있는 직업도 있지 않을까?'

고등학생 때 생물, 화학 과목을 좋아해서 이과를 선택했다. 그런데 물리 과목이 너무 어려워서 쳐다보기도 싫었고, 이과에서 물리를 잘 못하면 선택할 수 있는 대학교 학과가 생각보다 많지 않았다. 게다가 병원은 동네 의원 말고는 가본 적이 없으니 보건 관련 직종에서 의사, 간호사를 제외하면 아는 직업도 없었다.

그렇게 고민이 깊어질 즈음, 신문에서 보건계열 직종인 치기공사 교육과정을 거친 우리나라 인력들이 해외에서 꽤 인기라는 기사를 보았다. 기사에서는 해당 학과가 있는 4년제 대학교가 국내에 두 군데 있다고 했다(그 당시 고등학생이었던 터라 자세한 직종 관련 학과에 대해서는 잘 몰랐다). 그중 한 군데는 집에서도 가까운 곳에 있었기에, 해당 학교의 홈페이지에 들어가서 학과의 이념과 교과과정 및 진로 방향에 대해 조사하기 시작했다. 그런데 교과과정에 물리 관련 과목들이 있는 걸 보고 바로 포기했다. 아무리 전망 좋은 직종이라도 내가 자신이 없으면 선택에 책임을 질 수 없기 때문에 깔끔하게 포기한 뒤 다른 보건계열 관련 학과도 검색하기 시작했다. 해당 학교가 보건계열로 유명했기 때문에 다른 직종에 대해서도 홈페이지를 통해 어렵지 않게 알아볼 수가 있었다.

'물리치료학과…… 학과 명칭부터 '물리'라니, 패스!'

'방사선학과…… 방사선을 공부하려면 당연 물리 관련 과목을 많이

배우겠지? 역시나 패스!'

그다음으로 발견한 것이 바로 '임상병리학과'였다. 학과명부터 너무나 생소했다. 앞의 두 전공은 학과명만 봐도 어떤 직업인지 얼추 예상되었지만 임상병리학과는 공부하게 될 과목도, 진로도 가늠이 안 되었다. (지금도 마찬가지다. 대학 동기가 아닌 친구들이나 처음 보는 사람들은 설명을 해줘도 단번에 이해하지 못하는 경우가 대부분이다.) 호기심이 생겨 임상병리사에 대해 이런저런 정보들을 검색해봤더니 임상병리사는 채혈을 하고 그렇게 채취한 혈액으로 혈액형 및 다양한 검사를 하는 사람, 환자의 조직을 검사하는 사람, 유전자 관련 검사를 하는 사람이라고 했다.

'어, 혈액형 검사? 이건 나를 위한 일인데? 어, 세균학? 결핵균도 세균학 수업일까?'

이제와 생각해보면 참 단순한 진로 선택의 시작이었다. 무언가를 실험하는 듯한 업무를 수행하는 직업이라는 것이 매력적이라 느껴졌고, 늘 나의 혈액형에 대해 질문하는 사람들이 많았기에 혈액형을 검사하는 직업이라는 것에 마음이 끌렸다. 그 당시에는 주변에서 흔히 접할 수 없는 직업이라 학교나 취업 정보에 대해서는 오롯이 인터넷 검색에 의존할 수밖에 없었지만, 남들에게 많이 알려지지 않은 직업을 내가 알아간다는 사실에 뿌듯하기도 했다. 결정적으로 학과과정에 물리 과목이 없었던 게 가장 좋았다. 다만, 다른 보건계열 직종만큼 취업이 잘 된다는 보장이 없었기에 걱정은 조금 되었지만 확실하게 결정한 후에 부모님께 말씀드렸다.

"취업이 잘 안 될지도 모른다면서 왜 거길 가려고 하니?"

당연한 질문이었다. 면허를 취득해야만 일할 수 있는 전문직이라 취업만 된다면 당연히 안정적이고, 흥미 있는 과목들만 교과과정에 있고, 무언가를 검사하는 업무 자체가 아무리 매력적이라도 그 일을 할 수 있어야 좋은 것이지 진입벽 자체가 높으면 흔쾌히 좋다고 하실 수 없을 터였다.

"취업이 어려울 뿐이지 제가 안 되는 건 아니에요."

어릴 때부터 늘 부모님의 말씀을 잘 들었는데 그때는 고집을 좀 부렸던 것 같다. 아직 학생 때라 판단력이 좋다고 말할 수는 없었지만 책임지지 못할 행동은 하지 않으려 했고, 뱉은 말이나 약속은 어떡해서든 지키려 했고, 남 탓하기도 싫어하는 성격이었다. 그래서 부모님의 의견을 따라 다른 학과에 진학하고 후회한다면 부모님 탓을 할 것 같았다. 또 학원을 다닌다고 성적이 더 좋아질 것 같지 않았기에 부모님과 거의 싸우다시피 하며 학원을 그만두기도 했다. 부모님께서는 늘 나를 걱정하는 마음으로 그 당시 사회 분위기를 고려하고 나의 앞날을 생각해서 고민이 많으셨을 것이다. 그럼에도 부모님은 '고등학교까지는 평범하게 잘 다녔으니 대학교와 진로, 취업, 남은 미래는 스스로 선택할 수 있어야 한다.'라는 나의 결심에, 선택에 후회하지 말고 책임 질 것을 당부하시며 나를 믿어주셨다.

책을 쓰다가 문득 간호사로 근무하고 있는 고등학교 친구에게 전화를 해서 물었다.

'너는 왜 간호사가 됐어?'

친구가 대답했다.

"나? 원래 다른 과에 가고 싶었는데, 그때 간호학과가 한참 인기였잖아. 그래서 아버지가 나를 설득하셨어. 그리고 그 당시 분위기에 휩쓸린 것도 있고, 내가 간호사 일을 못할 것 같진 않아서? 뭐, 결론적으로 부모님 말씀 듣고 잘 된 거지. 지금 내 삶은 전반적으로 행복하거든."

세상에는 다양한 형태의 선택과정이 존재한다. 그 선택들 중 진학은 앞으로 나아갈 방향을 선택해야 하는 것이기에 선택에 대한 책임감이 필요하다. 물론 진학 후 적성에 맞지 않아 전과나 재수를 할 수는 있겠지만 이것도 사실 여유가 있는 경우에나 가능하다. 나는 부모님께 그런 부탁을 할 수 있는 환경이 아니었기에 신중하게 결정해야 했다. 평소 부모님과 많은 대화를 하고 결정하는 사람이라면, 나의 이 같은 과정이 와 닿지 않을 수 있다. 다만 자신의 길을 스스로 선택하고 싶다면 체크리스트를 만들어 조사해보는 것을 권하고 싶다. 내가 실제로 했던 방법인데, 내가 생각하는 조건들이 모두 부합하면 좋겠지만 그렇지 않더라도 그 안에서 선택지는 또 존재할 것이다.

나는 부모님으로부터 최대한 빨리 독립하고 싶었다. 다시 말해, 졸업 후에 얼른 취업하고 싶었다. 또한 내가 도저히 자신이 없거나 싫은 교과목을 할 필요가 없는 학과로 진학하고 싶었고, 취업 후 정년이 보장되는 직장을 가야겠다고 생각했다. 이것들은 다 내가 하기 나름이라고 생각한다. 처음 부모님과 또 나와 약속한 것들을 지금까지 잘 지키고 있다. 물론 지금 이 자리에 있기까지 잘 포장된 도로만 달린 것은 아니었다. 생각보다 고생도 많이 했고, 그로 인해 가끔 울 때는 내 선택을 후회한 적도 있다. 하지만 결론적으로는 잘 지나왔고, 지금도 잘 해나

가고 있다고 생각한다.

내 과정들이 당연히 정답은 아니다. 하지만 임상병리학과를 고민하고 있는 학생들에게 진학 및 진로 방향 선택에 이런 방법도 있다는 걸 알려주고 싶다. 지금은 고등학교 교과과정과 대학 입시제도가 많이 바뀌어서 이 책을 읽다 보면 조금은 이질적으로 느껴지는 부분도 있을 것이다. 하지만 그때나 지금이나 수시, 정시는 똑같이 존재하고 대학교 학과 교과과정은 각 학교 홈페이지마다 잘 설명되어 있을 뿐만 아니라 이 책에서도 간단히 소개할 테니 진로 선택을 하는 과정에 조금이나마 도움이 되기를 바란다.

임상병리사가 되기 위한
슬기로운 대학 생활

임상병리사가 되기 위해 여러 가지 노력을 해야 했다. 그중 첫 번째가 '입학'이었다. 보건복지부에서 정한 교과과정을 거쳐야 '임상병리사 면허 시험'을 치를 수 있는 자격이 주어진다. 시험을 치르고 합격해서 면허를 취득해야 비로소 임상병리사라는 직업을 가질 수 있는 기회의 문이 열린다. 따라서 대학교에 입학하는 것이 첫 번째 노력이었다. 입학만 하면 모든 것이 알아서 물 흐르듯 흘러갈까? 당연히 아니다. 이후에도 많은 노력들이 필요하다.

대학교 생활을 하면서 집중했던 것은 크게 성적 관리, 봉사활동, 실험실 활동 이렇게 세 가지였다. '영어 공부는?' 이렇게 생각할 수 있을 것이다. 취업을 준비할 때 조금 애를 먹었던 이유이기도 하다. 내가 노력한 경험들을 이야기하기 전에 영어 공부는 반드시 열심히 해야 한다고 말하고 싶다. 영어 공부는 말할 필요가 없을 정도로 매우 중요하며, 더 나아가 유용하게 활용할 수 있는 기회가 많다. 그렇지만 아쉽게도 나는 학창시절에 영어를 잘 못했고 신경을 많이 못 썼기 때문에 노력한 사항에서는 빠져 있다.

성적 관리

내가 가장 많이 신경 썼던 부분이다. 미리 말하자면, 성적이 무조건 우선순위는 아니고 입사 여부를 100% 결정하는 조건은 아니다. 자체 시험만 보는 경우도 있고 면접으로 결정되는 경우도 있지만, 대부분의 병원들은 채용공고에 '졸업학점 ○○점 이상(우대)'이라는 문구를 기재한다. 물론 내가 대학교 1학년 때부터 이것을 인지하고 관리를 했다는 것은 아니다. 어느 정도 되어야 입사 요건에 충족하는지는 몰랐지만 뉴스에서 가끔 접하는 '90년대 취업 준비생의 졸업 학점 vs 요즘 취업 준비생의 졸업 학점'을 비교하는 기사에서 4.0은 기본이라는 식의 현실적이면서도 부담이 느껴지는 문구를 자주 봤기 때문이다. 앞서 말했듯이 학점 대신 자체 시험이나 각 병원의 자체적인 다른 채용방식으로 직원을 채용하는 곳도 있기 때문에 성적 관리가 '무조건'은 아니다.

1학년 1학기 중간고사를 치른 뒤 재수강을 하겠다고 말하는 학우들이 꽤 있었다. 나는 해본 적이 없어서 자세히 기억나지 않지만 재수강의 최소 요건은 B 또는 C+이었던 것 같다. 재수강을 안 한 건 공부를 잘해서라기보다 애초에 아무리 못해도 재수강은 하지 말자고 스스로 다짐했기 때문이다.

개인적인 생각이지만, 재수강하는 것을 반대하는 입장이다. 가장 큰 이유는 재수강을 하면 아무리 잘해도 B＋ 이상은 받을 수 없기 때문이다. (물론 다른 학교의 학점 운영 방식은 모른다. 나의 모교 이야기다.) 수업을 듣는 전체 학우들 중 몇 퍼센트까지가 B＋를 받을 수 있는지 모르겠지만 똑같이 한 번도 수업을 들어본 적 없는 친구들과 경쟁해서 B＋ 이상 받는 것과, 수업을 두 번 듣는 친구들과 A＋를 받을 만큼의 노력으로 치열하게 경쟁해서 재수강 최고 점수인 B＋를 받는 것 중 어느 쪽이 더 효율적일까? 그리고 재수강을 한다고 해서 B＋를 받을 수 있다는 보장도 없다.

반대하는 두 번째 이유는 학기가 바뀔수록 새로운 과목의 수가 증가하기 때문이다. 새로운 수업을 듣고 적응해야 하는데 다른 과목의 재수강까지 신경 쓸 여력은 거의 없다고 본다. 그리고 의도치 않게 민폐를 끼치는 상황이 발생한다. 예를 들어, 1학년 기초 과목인 임상병리학 개론을 듣는다고 해보자. 1학년을 위한 수업이지만 재수강을 들으려는 2, 3, 4학년이 한 명이라도 있다면 이 선배의 수업 시간표를 맞춰주기 위해 교수님과 후배들이 조율하는 모습을 볼 수 있을 것이다. 그나마 교수님이 여유 시간을 학생들에게 무리 없이 맞춰주시고 1학년 후배들도 잘 협조해주면 큰 문제는 없다. 그러나 선배라는 이유로 후배들의 시간표에 영향을 주는 것은 민폐라고 생각한다.

봉사활동

다른 학교는 학교 전체에서 학생들을 선발하여 해외에 의료지원 봉사를 보내기도 하고, 요즘은 내가 졸업한 학교의 학과 자체에서 지역주민들을 위한 도움을 지원하는 봉사활동 단체도 있다고 한다. 하지만 내가 재학 중이던 시절에는 그런 것이 없었기에 스스로 찾아야만 했다. 그 당시 내가 봉사활동을 검색했던 방법은 VMS(사회복지자원봉사인증관리) 홈페이지[4]를 통해서였다. (이 책을 집필하면서 오랜만에 접속해본 홈페이지는 현재 더 이용하고 편리하게 운영되고 있었다.) 홈페이지를 접속하면 여러 단체에서 등록해 놓은 봉사자 모집 공지사항을 볼 수 있다. 내가 원하는 지역과 기간을 검색하면 쉽게 찾을 수 있으니 꼭 활용해보길 바란다.

VMS의 장점은 봉사활동 지원뿐만 아니라 실적을 관리하는 역할을 한다는 점이다. 대학생 기간에 했던 봉사활동 내역을 조회하면 한눈에 볼 수 있도록 되어 있다. VMS의 인증서는 공신력 있는 문서이기에 발급 후 내역을 이력서에 기재한 뒤 첨부자료로 함께 제출하면 된다.

(예시)   **총 봉사횟수/총 봉사시간:** 25회/103시간 30분

V 사회복지자원봉사인증관리	1365 자원봉사포털
25회/103시간 30분	**0회/0시간 0분**

※ VMS와 1365나눔포털의 봉사시간이 중복된 봉사내역은 인증서 발급이 불가능합니다.   ▣ 인증서발급(센터전체)

---

4 홈페이지: www.vms.or.kr

물론 모든 의료기관이 봉사활동을 필수 또는 우선순위로 여기는지는 잘 모르겠지만, 내가 입사한 병원에서는 이 부분을 크게 인정해주었고 면접 때도 봉사활동 실적을 통해 나에 대해 잘 소개하고 설명할 수 있었다. 그 덕에 지금의 이 자리에 있다고 말할 수 있기 때문에 취업 준비를 위해 뭘 해야 할지 감이 오지 않는다면 여유가 있을 때마다 봉사활동 실적을 쌓는 것을 추천한다.

실험실 생활

마지막은 짧은 시간이지만 임상병리사란 직업을 갖기 전에 배우는 전공이 꽤 재미있다는 생각을 할 수 있게 한 실험실 생활이다. 대부분의 대학교 교수님들은 실험실(흔히 Laboratory의 줄임말 Lab. 또는 랩실이라고 한다)을 운영한다. 미생물학 전공 교수님은 미생물 실험을 할 수 있는 랩실을 운영할 것이고, 유전분자 전공 교수님은 역시 전공과 관련된 랩실을 운영할 것이다. 나는 혈액학 전공 교수님의 동물 실험 랩실에 소속되어 있었다. 랩실에서는 교과과정에서 배울 수 없는 내용들을 다양하게 접할 수 있다. 내가 배운 건 논문 읽기, 논문을 토대로 실험 계획 세우기, 실험 도구 다루기, 여러 가지 쥐를 이용한 실험 등이다.

실험실의 주인이라고 할 수 있는 지도 교수님의 논문 주제가 정해지면 그 주제에 대해 구성원인 학생들과 함께 회의가 진행된다(이를 '랩 미팅'이라고 말한다). 랩 미팅을 통하여 연구 기간 내 대략적인 계획이 생성되고 학생들에게는 과제가 주어진다. 여기서 학생들에게 주어지는 과제는 새롭게 작성될 논문을 이해하기 위한 그리고 논문 생성에 사용될 실험에 대한 또 다른 논문들을 읽는 것이다. 그 논문들을 어느 정도 익혔으면 내용을 정리하여 직접 실험을 한다. 내가 했던 실험의 일부는 실험 쥐를 두 집단으로 나누어 식이를 조절하고 그렇게 키운 실험 쥐의 꼬리로부터 채혈을 한다. 이후 복강으로 또는 호흡기를 통하여 쥐를 마취하고 해부한 다음, 쥐의 복대동맥을 이용하여 채혈하였다. 그렇게 채취한 쥐의 혈액을 토대로 혈액 응고 검사, 채취한 혈액 속에 있는 단백질 정량 분석, 기타 실험에서 알아내고자 하는 혈액 성분 분석 등의 실험을 했다. 이외에도 여러 가지 검사들을 했다.

길지 않았던 실험실 생활을 통해 학교 수업에서 배우기 어려운 것들을 많이 배울 수 있었다. 논문을 읽는 방법을 배움으로써 그것이 작성되는 틀을 익힐 수 있었고, 기존에 존재하지 않았던 새로운 '과학적 사실'이 생성되는 과정을 파악할 수 있었다.

실험에서 사용했던 쥐는 사람과 장기의 위치가 비슷하다 보니 책으로만 봤던 소화기계, 생식기계, 비뇨기계의 위치를 정확히 익힐 수 있었다. 또한 각 장기들을 세세하게 분해하고 관찰함으로써 조직학적 특징들을 익힐 수 있었다. 분석 실험에서는 실험 자체에 이용되는 다양한 검사용 도구를 사용한다. 마이크로 단위의 파이펫, 여러 종류의 플라스크, 흡광도를 이용한 물질 분석 장비, 혈액성분 분석 장비 등이 있었다. 아무리 기억력이 좋아도 손으로 직접 하는 실험은 또 다른 부분이다. 사용 방법을 알아도 손에 익지 않으면 똑같은 파이펫으로 여러 번 파이

펫팅을 해야 하는데, 그러면 육안으로 확인하기 어려운 용량의 차이가 발생할 수도 있다. 또한! 플라스크 종류에 따른 목적을 이해하지 못하면 잘못된 사용으로 인해 재료 낭비가 될 수도 있다. 여러 분석 장비를 직접 다루면서 0에 대한 개념과 0이라는 기준이 있기 때문에 1이라는 수치가 도출될 수 있다는 것을 손으로 배울 수 있었다.

누군가에게는 나의 실험실 활동이 '단순 노동' 또는 '별거 아닌 활동'일 수 있다. '굳이? 차라리 그 시간에 시험공부를 더 하지.'라고 생각하는 사람이 있을 수도 있다. 하지만 이 랩실 활동을 통하여 글자가 아닌 손을 이용하여 직접 행동하고, 그것을 직접 눈으로 형태를 익히며 흥미롭게 배울 수 있었다. 물론 학과 수업에 하는 필수 실험이 있지만 나에게는 부족했다. 랩실 활동을 통해 그 부족함을 채울 수 있었고, 더불어 학업에 흥미를 더욱 느낄 수 있는 계기가 되었다. 덕분에 어렵게 느껴지던 전공과목들에 조금 더 친근하게 다가갈 수 있었고, 그래서 무사히 시험을 치르고 졸업할 수 있지 않았을까 하는 생각을 한다. 또한 이후 대학원에 진학했을 때 학업이라는 새로운 환경에 잘 적응할 수 있는 계기가 되었다.

한 가지 더 이야기하자면, 외래 생리기능 검사실에 근무를 하다 보면 생각보다 논문을 읽어야 하는 일이 자주 생긴다. 만약 뇌파 검사실이나 알레르기 검사실에서 근무하고 싶다면 한 번쯤은 랩실 활동을 경험하는 것에 대해 진지하게 고민해보길 바란다.

예비 임상병리사의 첫 도전,
실습

임상병리사 면허 시험을 치르기 위한 자격요건 중 하나는 의료기관에서의 실습이다. 코로나19 팬데믹 기간에는 실제로 8주간 정해진 의료기관에 출퇴근하지 않고 영상 수업으로 실습을 대체한 곳도 있다. 이처럼 특별한 경우를 제외하고는 모든 임상병리사의 첫 검사 관련 업무는 실습이다. 실습 과정에서 학생이 실제로 환자의 가검물을 다루고 피검자를 검사하지는 않지만, 임상에서 근무하는 각 분야 임상병리사들의 업무 과정을 직접 볼 수 있다. 이 실습 과정을 통해 학교에서 배운 것들과 연결시켜 생각하면서 이론과 현실의 차이를 알아볼 수 있다. 또한 이 과정을 거쳐 내가 어떤 업무에 관심이 많고 적합할지, 수업에서는 재밌었는데 현실은 녹록지 않다는 것도 깨달을 수 있다. 이처럼 실습은 유익한 시간이기도 하지만 임상병리사라는 진로에 대해 한 번 더 생각해볼 수 있는 계기가 되기도 한다. (지금부터 하려는 이야기는 선배나 동기로부터 들은 것이 아닌 나의 경험담이기 때문에 책을 읽으면서 자신의 생각과 조금 다르더라도 이해하기 바란다.)

실습은 학교에서 배운 내용들이 임상에서 어떻게 적용되는지 직접 견학하는 수업이다. 수업 장소는 학교 대신 병원이며, 학생들에게 강의해주는 분은 교수님이 아닌 각 부서의 근무자 선생님들이다.

'실습을 가면 학교에서 배운 게 많이 안 나오는 것 같아.'

'선배가 없으니 은근 소외감 느껴.'

실습하러 가기 전에 선행했던 몇몇 동기 및 선배들이 느꼈던 것이다. 학교에서 배운 게 많이 안 나온다는 건, 모든 원리를 검체 하나하나에 집중하며 실습하기에는 업무량이 너무 많기 때문일 것이란 생각이 든다. 예를 들어 환자의 혈액 속에 있는 전해질을 분석하는 검사를 한다고 하자. 흔히 처방되는 검사 항목 중에 Ca^{++}가 있다. 검사실마다 지침의 차이는 어느 정도 있지만 흔히 이 경우 SST(Serum Separator Tube 또는 Gel tube)를 사용할 것이다. 어떤 튜브를 사용하든 환자의 혈액 속의 Ca^{++} 수치에 영향을 미치지 않아야 한다. 만약 이것을 모르고 EDTA(Ethylenediaminetetraacetic acid) 튜브를 사용한다면 어떻게 될까? EDTA는 2가 양이온을 제거하는 성질이 있다. 2가 양이온이 제거된 상태로 환자의 Ca^{++}을 분석하면 당연히 비정상적인 결과가 도출될 것이다. 이 간단한 상황에는 임상병리학과에서 배운 여러 가지 수업 내용을 적용할 수 있다. 먼저 Ca^{++}는 유기화학에서 볼 수 있는 주기율표가 생각날 수 있다. 옥텟 규칙[5]에 의하여 원소의 최외각 껍질의 음이온 수에 따라 비슷한 성질을 가지는 특징이 있는 원소들이 몇 개 떠오를 것이다. 그중 2가 금속 양이온 금속원소 중 인체에서 중요한 역할을 하는 것에는 Ca^{++}뿐만 아니라 Mg^{++}도 있다는 것이 생각날 수 있다. 만약 Mg^{++} 검사를 한다면 이 수치에도 영향을 미칠 수 있을 것이라는 결론이 생긴다.

두 번째로 EDTA는 혈액의 응고를 막는 역할을 하는 항응고제다. 그럼 어떤 원리로 응고를 억제하는 걸까? 이때는 학교에서 배운 혈액학 내용이 떠오를 것이다. 혈관을 타고 흐르는 혈액이 체외로 빠져나오게 되면 응고가 된다. 응고 과정 중에는 혈중 Ca^{++}의 역할이 필요한데 이 역할을 EDTA가 제거하는 것이다. 그러면 EDTA는 혈액의 응고를 막아주는 역할을 하니까 체외에서도 액체 상태로 유지될 수 있다. 그리하여 이 항응고제는 혈액을 구성하는 세포, 즉 혈구를 분석하기 위한 검체를 채취하기 위해 사용된다(물론 다른 목적의 검사에도 이용된다). 이러한 하나하나의 상황들을 몇 백 개나 되는 검체 각각에 의미를 부여하며 실습을 하는 것이 아니다 보니 '학교에서 배운 수업 내용이 많이 안 나와.'라고 생각할 수 있는 것이다.

그러나 우리 머릿속에 이런 기초 지식들이 있기 때문에 처음 접하는 병원 실습에서 생각보다 막힘없이 잘 적응할 수 있는 것이다. 그래서

---

5   옥텟 규칙 또는 8전자 규칙은 분자를 이루는 각각의 원자는 전자가 비활성 기체처럼 최외각 껍질에 8개가 들어갔을 때 가장 안정된 상태라고 하는 화학의 경험적 규칙이다.

몇몇 사람들의 말처럼 "학교에서 배운 내용은 극히 일부야."라고 말하는 게 맞는 표현인 것 같다. 그러니 실습을 나가기 전에는 최대한 학교에서 배운 내용을 잘 복습하고 임하길 당부한다.

소외감을 느꼈다는 이야기는 입학하고 학과 오리엔테이션 때부터 들었던 내용이다. 우리 학교 임상병리학과에서 나는 4회 입학생이었다. 즉 입학했을 땐 졸업한 선배도 없었고, 실습을 나갔던 3학년 겨울 방학에도 임상병리사로 활동하는 선배들이 많이 없던 상황이었다. 이같은 이유로 알게 모르게 임상에서도 학연으로부터 파생되는 여러 대화들이, 연결고리가 없는 학생들에게는 소외감을 느끼게 하지 않았을까 하는 생각이 든다.

실습생이 오면 선생님들은 실습과 관련된 이야기를 하기도 하지만, 긴장한 학생들을 조금 편안하게 해주려고 이런저런 대화를 시도한다. 그 과정에서 공통점을 찾다 보면 학교 이야기가 나오고, 그렇게 대화가 연결되면 공통점이 없는 다른 누군가는 그 상황이 부러울 수 있다. 이외에도 여러 가지 이유가 있다.

첫 실습 병원을 선택할 당시, 선배들이 어떤 상황에서 소외감을 느낀 건지 궁금했다. 어차피 느껴야 한다면 제대로 느껴보자는 생각이었던 걸까? 나는 학교와 집에서 상당히 멀리 떨어져 있고 주변인들 중 아무도 가본 적 없던 서울의 한 병원으로 실습을 가게 되었다. 부드러운 서울 말씨 사이에서 기복이 심한 경상도 사투리 때문이었을까, 그저 모든 게 신기했던 나의 실습 자세 때문이었을까? 걱정했던 것과 달리 소외감은 전혀 느낄 수 없었다. 실습 중 부서를 이동할 때마다 이전 부서에서 배운 내용을 보고서로 작성하는 숙제가 있었는데, 이것저것 궁금한 사항을 틈틈이 여쭤보며 여러 가지 가르침을 보고서에 잘 반영하여 열심히 작성하였다. 선생님들은 그런 나를 '부산에서 올라와 열심히 실습하는 학생'이라며 더 잘 챙겨주셨다. 이제와 생각해보면 다른 실습생들보다 여러 면에서 더 많은 챙김을 받았던 것 같다. 실습 마지막 날에는 실장님이 실습생 평가서를 작성해서 주시는데, 그것을 학과에 제출하면 해당 과목 성적에 반영된다. 마지막 날, 실장님이 나를 불러 평가서를 주기 전에 어떻게 성적을 채점했는지 직접 보여주셨다. 평가서를 보며 얼마나 뿌듯했는지 모른다.

학생 때는 의료기관에서 실습한 경험자로서, 현재는 의료 현장에서 실습생들에게 업무를 설명하는 선배로서 조언한다면 학생들이 실습할 때 갖춰야 할 자세는 '집중'이라고 생각한다. 실습은 '현장 업무를 경험하는 수업 시간'이기 때문에 환자의 검체를 검사하는 단계의 임상병리사 업무는 어떻게 돌아가는지 잘 보고, 진행하는 선생님들이 틈틈이 알려주는 팁이나 수업에서 들었던 내용이 현장에서 어떻게 적용되는지 잘 비교해보는 등 실습 과정 자체에 집중해야 한다. 그러면 여러 부서를 이동해도 그 부서에 있을 때는 어떻게 업무 분담이 이뤄지는지, 또 검사 과정은 왜 그렇게 되는지 교과 내용과 연결되는 부분이 분명히 보일 것이다. 선생님들이 워낙 바빠 학생들을 일일이 챙겨주지 못할 수도 있다. 그럴 때는 가만히 앉아 있기보다 업무에 방해되지 않는 선에서 선생님이 어떤 일을 하는지 옆에서 보는 것도 좋은 방법이다. 선생님들은 당연히 배우고 싶어 하는 학생에게 하나라도 더 알려주고 싶어 한다. 실습 시간만큼은 각 부서의 근무자 선생님들이 나에게 가르침을 주는 교수님이기 때문에 그분들이 알려주는 모든 것들이 팁이 된다. 그것을 토대로 실습에서 보고 듣고 느끼는 것을 열심히 익히고 기록하다 보면 좋은 성적을 얻을 수 있다. 또한 학교로 돌아가서 배우게 될 수업에서 그것들을 잘 적용하면 실습 전보다 빠른 속도로 흡수할 수도 있다.

학교에서 배운 내용만큼은 충분히 숙지하고 실습에 임하길 꼭 당부하고 싶다. 만약 실습을 앞두고 있는 학생이라면 실습 시작 전에 얻게 되는 실습 시간표를 보면서 해당 부서의 과목을 한 번은 훑어보고 실습하길 바란다.

전공 선택,
법의학(또는 유전자 감식학)

간호사였던(현재는 간호사 면허를 소지한 상태로 다른 직종에 종사하는) 지인과 대화하던 중 나에게 이런 말을 했다.

"대학원 동기나 선배들 중에 임상병리사가 꽤 많더라?"

그 지인은 당시 '수사과학대학원(법과학대학원이라는 명칭을 사용하는 학교도 있다)'에 진학 중이었다. 어떤 계기로 그 대학원을 갔는지 자세히 묻지 않아 알 수 없었지만 가끔 SNS으로 전하는 근황에는 나에게 꽤 익숙한 내용의 수업 내용이 많이 있었다. 그래서 혹시 지금 배우는 내용이 '법의학이냐?'라는 나의 질문으로부터 시작된 대화 중에 나왔던 말이었다.

"임상병리사 출신이 많을 수도 있어요. 저희 교과과정 중에 법의학이 있거든요."

법의학은 임상병리사 면허 시험과는 직접적인 관련이 없는 선택과목이다. 전공심화 또는 전공선택으로 분류되어 필수 학점과목이 아닌 선택과목에 대해서는 학교마다 커리큘럼이 상이하기 때문에 학교를 선택해야 하는 학생이라면 원하는 학교의 커리큘럼을 꼭 검색해보길 바란다. 대학 진학 전에 지원하는 몇몇 학교의 커리큘럼을 대략 훑었지만 (물리 관련 과목이 없다는 것을 확인함과 동시에 흥미로운 과목들이 있다는 정도만 확인했다) 세세하게 과목명을 살펴보진 않았다. 세세하게 봤더라도 고등학생으로서 이해되지 않아 기억하지 못할 확률이 높았겠지만, 어쨌든 학과 과목 중에 '법의학'을 본 기억은 없다. 다만 2학년 2학기 때부터 선배들로부터 "법의학 수업 진짜 재밌어."라는 말은 자주 들었다.

'아무리 재미있어 봤자 수업이지.' 하며 그냥 흘려들었지만 자주 듣게 되니 흥미가 생기기 시작했다. 공포나 스릴러, 느와르 장르의 영화를 거부감 없이 잘 보기 때문에 그 과목에 대한 흥미가 생겼는지도 모른다. 이제까지 재미있다고 들은 과목 중에 진짜 재미있는 과목을 본 적이 단 한 번도 없었다. 소문난 잔치에 먹을 게 없다는 말이 이런 것일까? 오히려 남들은 지루해하고 힘들어하는 과목이 기대를 안 한 탓인지 성적이 좀 더 잘 나왔다.

그렇게 4학년 1학기 개강 전, 강의 신청 날에 법의학 수업을 선택하게 되었다.

"너 법의학 수업 들을 거야?"

나는 한 과목도 학점을 포기하지 않아서 졸업 학점이 줄어 법의학 수업을 듣지 않아도 되는 상황이었다. 이제 임상병리사 면허시험인 국가고시와 졸업을 앞두고 있는 상황에서 굳이 이 과목을 들을 필요가 없는 친구들은 조금 고민을 하는 눈치였다. 그러나 과목명이 흥미롭기도 했고 어차피 이 한 과목을 듣지 않는다고 해서 그 시간에 야무지게 공부할 자신도 없었기에, 궁금한 마음으로 법의학 수업을 신청했다.

법의학 수업의 큰 틀은 '사인을 밝히는 것'이다. 세상에 존재하는 다양한 죽음 중 노화 또는 질환으로 인한 자연사나 병사도 있지만, 영화에서 자주 등장하는 타살과 사회적 문제로 대두되는 자살이란 죽음의 형태도 존재한다. 죽음의 과정에는 다양한 물리적, 심리적 요소가 존재하지만 법의학에서 배우는 것은 직접적인 죽음과 관련된 원인을 찾는 것이다. 죽은 사람이 생전에 어떠한 삶을 살았고 그것이 죽음에 어떠한 영향을 미쳤는지는 법의학으로는 알 수 없지만, 죽음에 이르게 한 직접적인 사인을 찾음으로써 수사가 필요한 상황이라면 결정적인 증거를 제시해줄 수도 있다.

법정 및 범죄 드라마인 〈비밀의 숲〉에 나오는 장면 중 하나다. 배우 이규형 분은 극중에서 몇 년 전 사고로 아들을 잃었는데 부검을 하지 않았다. 부검을 하면 아들의 사인이 화재사인지 질식사인지 확인할 수 있는데 화재사라면 아들이 너무 고통스럽게 죽었을까 봐, 그것을 아는 게 무서웠기 때문이다. 보통 화재가 나면 유독가스가 발생하는데 사건 현장을 탈출하기 전에 이 가스에 의해 질식해서 정신을 잃어 사망하는 경우가 대부분이다. 그래서 화재가 나면 젖은 수건으로 입을 막고 호흡을 짧게 하면서 몸을 숙이고 탈출하라고 한다. 가스에 의해 정신을 잃는 경우 몸이 불타기 전에 호흡이 끊어지기 때문에 유독가스가 폐까지

도달하지 않지만, 몸이 불타는 순간에도 숨을 쉬었다면 그러한 증거가 폐에 남음으로써 부검에서 밝힐 수 있는 것이다. 이 외에도 사체의 직장 또는 간의 온도를 측정해서 사망 시각을 추정하거나 위에 남아 있는 음식물의 상태로 사망 시간을 추정하는 내용도 배웠다. 또한 머리카락이 꽤 중요한 완충제 역할을 한다는 새로운 사실도 배웠다. 법의학에서는 이 외에도 사인과 관련된 많은 내용들을 배운다.

조금 생소한 과목에 대해 설명하기 위해 잠깐 무거운 내용을 언급했는데, 나는 법의학 강의를 들으면서 직업의식에 대한 생각을 진지하게 해보기도 하고 죽음에 대한 생각을 하면서 겁이 나기도 했다. 이 수업을 들으면서 법의학은 '도전하기에는 자신 없는 분야'라고 결정했지만, 친구들 중에는 임상병리사로서 근무하고 있으면서도 여전히 이 분야에 관심과 흥미를 갖고 있는 이들도 있다. 실제로 '검시조사관'이라는 직업을 알고 있는 임상병리사 선생님들 중에는 검시조사관으로 이직하는 경우를 가끔 볼 수 있다.

학부 시절에는 법의학이라는 과목이 병원에서 근무하는 임상병리사의 영역과 어떤 관련이 있을까 하는 의구심을 가졌다. 임상병리사는 살아 있는 사람의 검체 또는 피검자의 신체의 신호를 검사하고 측정하는데 반해, 법의학은 사체의 사인을 찾는 것과 관련된 과목이라고 생각했기 때문이다. 또 해당 과목을 배울 때에는 사체가 발견된 장소와 부검해서 확인된 부분만 얕게 배웠던 이유도 있을 것이다.

그러던 중 임상병리사 업무와 법의학 업무가 어떤 연관이 있는지 다시 한번 생각해보게 된 계기가 있다.

의료기사, 보건의료정보관리사 및 안경사의 업무 범위(제2조제1항 관련)

1. 임상병리사

　가. 기생충학·미생물학·법의학·병리학·생화학·세포병리학·수혈의학·요화학(尿化學)·혈액
　　　학·혈청학 분야, 방사성동위원소를 사용한 검사물 분야 및 기초대사·뇌파·심전도·심폐
　　　기능 등 생리기능 분야의 화학적·생리학적 검사에 관한 다음의 구분에 따른 업무
　　　1) 검사물 등의 채취·검사
　　　2) 검사용 시약의 조제
　　　3) 기계·기구·시약 등의 보관·관리·사용
　　　4) 혈액의 채혈·제제·제조·조작·보존·공급
　나. 그 밖의 화학적·생리학적 검사

의료기사 등에 관한 법률 시행령 [별표 1] 〈개정 2019. 7. 2.〉

　　법률로 임상병리사 업무 범위에 법의적 검사라는 말이 명시되어 있
다. 그리고 최근에는 사인을 규명하는 것이 부검에서 그치지 않고 과학
적 근거를 중심으로 진행되기 때문에 진단검사 분야 전문 인력의 필요
성이 요구된다(48p 채용공고 참조). 과거에는 '검시관'으로 불렸지만 이는
의학 전공자를 의미하는 명칭으로 이의제기가 반영되어 현재는 '검시
조사관'으로 불리고 있다. 다음 장의 경찰청 채용공고 중 의료기술 직
렬 응시 자격 요건을 보면 직무 분야에 '검시조사'라는 용어를 확인할
수 있다. 검시조사관의 핵심적인 직무 능력 범위 중 임상병리사의 진단
검사 능력을 상당 부분 필요로 하는 과학적 수사를 요구하고 있기 때문
에, 빠르게 발전되는 과학기술 학문을 준비해서 지원한다면 억울한 사
인 규명을 밝히는 데에 큰 역할을 할 수 있을 것이라 생각한다. 정확한
검사 결과를 근거로 사인 규명을 해야 하기 때문에 진단검사 전문 인력
인 임상병리사의 역할이 더욱 필요하다고 할 수 있다.

2021년 제2회 경찰청 일반직공무원 경력경쟁채용시험 공고

■ 응시 자격 요건(직무기술서)

연번	직종	직군	직렬	직류	직위	계급	선발인원	직무 분야
13	일반직	기술	의료기술	의료기술	의료기술서기보	9급	29명	검시조사

임용예정직급	주요업무	인원	근무예정부서		
의료기술 9급	○ 변사 사건 검시 - 현장 조사, 변사자 조사 결과보고서 작성 - 변사자 신원 확인 - 사망원인 및 사망시간 추정 - 사망과 범죄의 연관성 여부 ○ 검시 사건에 대한 법정 진술 ※ 변사 사건의 현장 조사부터 결과서까지 작성 (개별 사건에서 업무를 분담하여 수행하지 않음)	29	각 시도경찰청 과학수사		
			서울 1	부산 1	대구 2
			인천 1	광주 1	울산 2
			경기남 3	경기북 1	강원 2
			충북 3	충남 3	전북 1
			전남 3	경북 3	경남 2

※ 해당 시도청 소속으로 교대근무 실시

필요 역량	○ (공통 역량) 윤리의식, 공직의식, 고객지향 마인드 ○ (직급별 역량) 과업 이해력, 치밀성, 협조성, 조직 헌신

필요 지식	○ 각종 법률에 대한 전반적인 이해 ○ 형사소송법, 범죄수사규칙, 변사 사건 처리 규칙 등 변사 및 증거 관련 법률지식 ○ 의료법, 시체 해부 및 보존에 관한 법률 등 의료 관련 법률지식 ○ 법의학, 해부학, 생리학 등 기초의학지식

※ 아래 응시 자격 요건에 해당되는 자

응시 자격 요건	자격증	○ 임상병리사 면허를 소지한 사람 (의료기사 등에 관한 법률 제2조 및 제4조에 따른 임상병리사 면허)
	[관련분야 경력] [관련분야 학위]	해부학교실, 법의학교실, 병리학교실, 응급실, 중환자실, 수술실 관련 경력 법의, 임상병리(석사 이상), 해부, 간호, 보건, 응급구조 관련된 전공
우대 요건		○ 관련 분야 근무 경력(응시 자격 요건 충족 이후 경력에 대해서 인정, 최대 5년) ※행정·연구 등 非임상 경력은 제외 ○ 관련 분야 학사학위 이상 소지자 (단 임상병리 전공은 석사학위 이상만 우대, 상위학위 1개만 인정) ○ 전문간호사·간호사(상위 1개 인정), 응급구조사(1급) 자격증(중복 인정) ○ 제1종 보통 운전면허 소지자 ○ 정보화 자격증 소지자(상위자격 1개만 인정, 공고문 우대 요건 참조)
가산 요건		○ 한국사능력검정시험 자격증 소지자

2021년 제2회 경찰청 일반직 공무원 경력경쟁채용시험 공고_의료기술 직렬 응시 자격 요건
(출처: 경찰청 홈페이지(2021))

임상병리학과에 진학했다고 꼭 임상병리사만 되어야 하는 건 아니다. 임상병리학과에서 배운 수업을 기반으로 취득한 면허를 이용하여 다른 진로를 선택할 수도 있다. 그러려면 어떤 진로가 있는지 알아야 하는데, 그중 학교에서 운영하는 커리큘럼을 보는 것도 방법이다.

여러 가지 이유로 임상병리학과로 진학할 것이다. 어느 정도 미래의 돈벌이 수단이거나 어쩌면 이 길이 평생 나의 업이 될 수 있기 때문에 많은 고민을 하는 사람도 있고, 그냥 별 생각 없이 성적에 맞춰 진학하는 사람도 있을 것이다. 만약 전자에 해당된다면 조금 더 관심을 갖고 '임상병리학과'가 있는 학교의 홈페이지를 들어가 교과과정을 찾아보는 걸 추천한다. 면허시험 필수과목이 아니라면 조금씩 다르게 운영되는 과목이 있을 것이고, 그것을 통해 어떤 진로를 선택할 수 있는지 찾아보는 것도 꽤 재미있다. 미래에는 내가 어떤 모습일지 상상하며 조금만 더 노력해보는 건 어떨까?

대망의 임상병리사
국가고시

　임상병리학과에 진학하면 임상병리사가 되기 위한 수업을 받게 되고, 정해진 수업을 모두 이수한 뒤 임상병리사 면허시험인 국가고시(국시)를 치를 수 있는 기회가 주어진다. 시험을 통과하면 임상병리사 면허증이 발급되고, 비로소 임상병리사로서 일할 수 있는 자격이 주어진다. 다시 말해, 임상병리학과에 입학해서 정해진 수업을 모두 들으면 임상병리사 시험을 치를 수 있는 조건을 충족한다. 그럼 그다음에는 이 조건을 토대로 시험 준비를 할 차례다.

　수능과 마찬가지로 국시는 1년에 한 번만 시행된다. 해당 시험에서 탈락하면 1년의 재수 기간이 생기기 때문에 모든 국시생에게는 '반드시 합격해야 하는' 스트레스가 정수리 끝까지 채워진다. 아무리 평소에 학업 성적이 좋았다 하더라도 결국은 그 모든 것들이 이 시험을 치르기 위한 단계였기 때문에 잘해야 한다는 압박감은 공통적으로 느껴질 것이다. 이렇듯 거의 대부분의 국시를 앞둔 학생들이 스트레스를 받지만 그 스트레스의 포인트는 조금씩 다를 수 있다.

내가 항상 걱정하고 부담감으로 가득 찼던 원인으로는 다음과 같은 것들이 있었다. 배웠는데도 기억이 잘 나지 않고 모든 것이 새롭게 느껴지는 1~3학년의 전공과목, 4학년 2학기 때 배우는 필수과목인 의료법규, 아무리 공부해도 늘 이해하기 어려운 특정 과목, 마지막으로 국가고시가 끝나면 시작되는 졸업 시험이었다.

배웠던 과목이 맞나 싶을 정도로 새롭게 느껴졌던 1~3학년 때의 전공과목들이 나를 괴롭혔다. 국시 학년인 4학년 때 여름방학을 앞두고 수험생의 자세가 되어보자며 마음을 가다듬고 2학년 때 배웠던 혈액학 책을 펼쳤다. 책에는 메모가 한가득 적혀 있었다. 분명 내 글씨체인데 기억에는 없었다. 아무리 미간을 찌푸려가며 기억을 되짚어보려 해도 생각나지 않았다. 책 전체를 스르륵 넘겨보고 임상미생물학 책을 펼쳤다. 여기는 더 심각했다. 외계어들(황색포도알균: Staphylococcus aureus, 대장균: Escherichia coli 등)이 난무했다. 어떤 책을 봐도 똑같은 상황이었다. 대체 어디서부터 어떻게 공부해야 할지 감이 잡히지 않았다.

내용이 아무리 어려워도 새로운 가설에 대한 검증으로 인해 교과서를 뜯어고치지 않는 한 결국 시험 내용의 형태는 어느 정도 틀이 있을 거란 희망을 갖고 당장 서점으로 달려가 문제집을 구매했다. 문제집을 펼치니 경추 주변의 근육들이 뭉치면서 오른쪽 관자놀이에 통증이 밀려오기 시작했다. '공부하면 시험에 합격할 수 있다고 했는데⋯⋯.' 슬슬 불안해지기 시작했다. 나름 성적 관리를 잘했다고 생각했는데 왜 모든 것들이 이토록 생소한 것인가. 이대로는 안 되겠다는 생각에 문제집을 보고 그나마 기억을 조금이라도 끄집어낼 수 있는 과목을 선택해서 해당 부분을 복사하여 문제를 풀었다. 그리고 큰 노트와 풀을 사서 100% 이해할 수 있는 문항이 아니면 그 문항을 오려서 붙인 뒤 책을 뒤져서 해당 문항의 관련된 해설을 토씨 하나도 빠지지 않고 적었다. 계속 문제를 풀고, 오리고, 붙이고, 적기를 반복하다 보니 출제의도가 유사한 문제들이 보였다. 그래도 보기가 다르면 확실하게 머릿속에 박힐 때까지 또 다시 오려 붙이고, 적기를 반복했다.

이해력이 뛰어난 편이 아니어서 손으로 덤벼들 수밖에 없었다. 머리가 나쁘면 몸이 고생이라는 말은 나를 두고 하는 말인 듯했다. 하지만 고생할 수 있는 튼튼한 신체조건을 가지고 있었기에 얼마나 다행인지 모른다. 그렇게 하다 보니 어느 정도 그 과목에 대해서는 걱정이 줄었다. 하지만 문제는 그렇게 해야 할 과목이 9개였다는 것이다. 공중보건학, 해부생리학개론, 조직병리학, 임상화학, 혈액학, 임상미생물학, 임상생리학, 의료관계법규, 임상병리사 실기. 이 중 8과목이 100점이라 하더라도 나머지 한 과목이 60점 미만이면 불합격이기에 모두 열심히 공부해야만 했다. 모든 과목을 풀고, 오리고, 붙이고, 적기를 반복했다. 그렇게 한 번씩 모든 과목을 끝낼 수 있었다.

이렇게 했는데도 내 머리는 모든 것을 제자리로 돌려놓는 것만 같았고, 왜 이럴까 자책하던 찰나에 첫 특강이 시작되었다. 외부에서 강의

하러 오신 교수님의 수업은 지금까지 학교에서 배운 내용과는 달랐다. 정확히 말하면, 내용이 다르다기보다 해당 과목을 바라보는 관점이 달랐다. 아무래도 특강이다 보니 이전까지의 학교 수업과는 달리, 방법을 몰라 그저 파고들기만 했던 어려운 방식보다 전반적으로 중요한 내용을 짚어주셨다. 실제 병원에서 자주 다루는 검사 내용들을 토대로 이해하기 쉽게, 학술보다는 실제 주로 이용되는 검사 기법들을 토대로 조금씩 가지치기를 하면서 세부사항까지 접근하는 방식으로 접근하니, 지금까지 머릿속에서 떠돌던 여러 내용들의 조각들이 한자리에 모여 하나의 그림을 완성하는 느낌이었다. 이렇게 하나씩 퍼즐을 맞춰가면서 4년의 과정들이 모이기 시작했고 정리가 되면서 무사히 시험을 치를 수 있었다.

국시 직전 4학년 2학기 때 배우는 필수과목인 의료관계법규, 이 부분은 나뿐만 아니라 국시를 앞두고 있는 4학년 학생이라면 분명 조금은 공감할 것이다. 헌법, 민법, 공법 등의 말도 뭔지 모르는 내가 법률과 관련된 내용을 배우는 건 정말 어려웠다. 법규를 봤을 때 몇 조 몇 항 등의 의미를 알아야 하고, 상위법과 하위법에 대한 개념도 대략 익혀야 전반적인 의료법의 흐름을 익힐 수 있겠지만 그럴 시간도 없었다. 3학년 때까지 배운 과목은 어느 정도 접한 내용들이고 이해가 바탕이 되어야 하는 과목들이었다면, 의료관계법규는 정말 답이 없다고 생각할 정도였다.

의료관계법규는 기본 의료법과 우리가 속한 의료기사와 관련된 법률을 배우는 과목이었는데 법률에 문외한 나는 이를 어떻게 받아들여야 할지 몰랐다. 이 어려운 과목을 왜 꼭 졸업 직전 학기인 4학년 2학기 때 배우는 것일까? 그 이유는 법률이 언제 어떻게 바뀔지 모르기 때문이다. 학생들은 가장 최근에 개정된 법률을 기초로 하여 수업을 들어야 하기 때문에 마지막 학기에 배운다고 했다. 이 과목을 배우면서 법에는 헌법, 민법, 형법, 법률 시행령 등으로 구성되어 있다는 것과 벌금 및 과태료에 대한 개념을 알 수 있었다. 또한 특정 법을 배우면 그 법이 발생된 상황에 대한 설명을 들음으로써 조금이나마 익숙해지려고 노력할 수는 있었다. 하지만 그건 일부였고, 거의 다 외워야 했다. 우리는 법 전공자가 아니기에 조서를 쓰는 것도 아니고, 선례를 바탕으로 재판을 하는 법조인이 아니기에 어떻게 적용되는지도 모른다. 의료 행위를 하면서 어떤 법의 내용을 어기면 몇 년 이하의 징역 또는 얼마 이하의 벌금 및 과태료에 대한 숫자를 외우는 게 대부분이었다. 어찌나 헷갈리는지 모른다. 과목을 포기할 수도 없다. 국시 과목(예: 임상미생물학)에 포함되어 있는 세부 과목(임상미생물학의 세부과목인 세균학, 진균학, 바이러스학 중 하나)이 아니라 국시 과목 중 하나로 '의료관계법규'가 있었기 때문에 포기하는 순간 끝이었다. '법조항에 위반되는 업무는 하지 않을 테니 부디 아는 내용에서만 출제되게 해주세요.' 포기하고 싶어도 포기할 수 없는, 가장 어렵고 어색한 이 과목 때문에 많이 괴로웠던 기억이 난다.

　법규처럼 단독 과목이라 포기할 수 없었던 것도 있지만 다행히 과감하게 포기할 수 있는 과목도 있었다. 아무리 봐도 이해하기 어렵고 그냥 외우려 해도 뭐가 뭔지 몰라 외울 수도 없었던 과목이었는데, 일단

하는 데까지는 해봤으나 결국은 포기하게 되었다. 과감하게 포기하게 만들었던, 내가 가장 힘들어했던 과목은 바로 '심초음파'였다. 현재는 시험 과목명 및 형태가 바뀌었지만 그 당시 심초음파는 국가고시 과목 중 하나인 '임상생리학'의 일부분이었다.

임상생리학은 크게 신경, 심장, 폐로 분류되어 있고 그중 하나인 심장은 심전도와 심초음파로 분류하는데, 이 심초음파가 정말 어려웠다(지금 다시 봐도 어렵다). 초음파의 기본 원리부터 초음파를 통한 촬영을 했을 때 나오는 형태를 해부학과 연결해서 구조 방향 등을 이해했어야 했는데 눈썰미가 없는 탓인지 아무리 봐도 틀리기 일쑤였다. 그냥 통으로 외우자 해도 모의고사나 문제집을 풀면 자꾸 틀리니 그냥 과감하게 포기했다. 임상생리학 과목의 문항 수는 20개이고, 문제들을 구성하는 과목들은 뇌파, 심전도, 심초음파, 뇌신경 등이 있다. 어려워하는 심초음파를 이해하기 위해 오랜 시간 붙잡고 있는 것보다 차라리 이해가 잘되는 과목들을 좀 더 열심히 공부하는 편이 낫다고 판단했다.

암기력과 이해력이 뛰어나 모든 과목을 아우를 수 있는 수험생을 제외하면, 나처럼 선택과 집중을 해야 하는 경우가 생길 것이고 그러면 과감하게 포기해야 할 과목을 선택하게 될 것이다. 포기가 쉽지는 않았지만 이런 고민을 통해 다른 과목들에 더욱 집중할 수 있었고, 성적도 낼 수 있었다.

마지막까지 긴장을 놓을 수 없었던 건 졸업 시험이었다. 국가고시가 끝나면 시작되는 졸업 시험은 사실 당장 걱정할 만한 사항은 아닐

수 있다. 하지만 성적 미달이면 지속적으로 재시험을 치러야 한다. 나 역시 은근히 이에 대한 압박을 받았다. 게다가 국가고시 과목이 아니었던 분자생물학 졸업 시험에서 한 번 떨어져서 재시험을 쳤던 기억이 있다. 웬만하면 졸업하는 과정에 불이익을 주는 경우는 없고, 혹 그렇더라도 학과에서 방법을 찾으려 하겠지만 그런 순간을 겪는 학생의 입장에서는 '혹시 이 시험 때문에 졸업을 못하는 첫 번째 사례가 되면 어떡하지?'라는 불안감이 있다. 학교 입장에서도 학생을 무사히 졸업시키는 것이 임무 중 하나겠지만 자격 미달인 학생의 편을 마냥 들어줄 수도 없는 노릇이다.

　나의 이런 경험들을 이야기했을 때 반응은 반반일 것이다. "나도 그랬어." 혹은 "그 정도였다고?" 전자의 경우는 잘하고 못하고를 떠나 매 순간이 불안한 사람들 것이고, 후자의 경우는 정말 걱정이 없거나 아니면 티를 내지 않으려고 하는 사람들일 것이다. 하지만 어떠한 반응이든 그 당시 합격했던 내 동기들은 모두 열심히 했다. 단기가 집중력을 끌어올렸든지, 오랜 시간 꾸준히 열심히 했든지 본인만의 방식으로 4년간의 결실을 맺기 위해 열심히 노력했고, 그 결과 합격할 수 있었다. 학생 때는 "남들은 저렇게 여유가 넘치고 조금만 해도 금방 외우는데 왜 난 이렇게 어려울까?"라는 생각을 종종 했었다. 아마 나와 비슷한 입장의 국시를 앞둔 학생이거나 1~3학년 학생이라면 걱정할 것 없다. 나도 이렇게 합격해서 무사히 임상병리사로 일하고 있지 않은가? 자신의 성적에 집중하면 된다. 다행히 국가고시는 상대평가가 아니라 절대평가이기 때문에 다른 사람으로 인해 떨어질 걱정은 안 해도 된다. 다만 그 해의 합격률을 감안해서 시험이 진행되기 때문에 예년에 비해 시험 난이도가 어려울 수는 있다. 하지만 어려워도 결국 배운 내용에서 시험이 출제되기 때문에 나의 속도대로, 나의 방식대로 꾸준히 포기하지 않고 노력하면 된다.

임상병리사는
취업이 잘 될까?

임상병리사 면허를 취득하면, 임상병리사가 하는 업무를 할 수 있는 '최소한의 자격'이 주어진 것이다. 이를 이용하여 취업 시장에 입성하여 구직활동을 하게 된다. 임상병리사는 과연 취업이 잘 될까?

'어렵다' 또는 '생각보다 쉽다' 등 다양한 대답을 들을 수 있는데, 솔직히 나는 매우 어렵고 힘들었다. 졸업한 동기들 중에서는 빠르게 자리를 잡은 편이지만, 그건 기간을 기준으로 한 상대적인 것일 뿐 생각보다 이력서도 많이 썼고 면접도 꽤 많이 봤다. 그럼에도 탈락한 이유는 일관성 있고 명확하다. 내가 수많은 면접에서 탈락한 이유는 '긴장해서'와 '부족한 영어 성적' 때문이었다. 아무리 예상 질문을 정리하고 대답을 준비해서 면접장에 가도 면접관 앞에만 서면 온몸이 굳고 목소리가 떨리며 머리와 입이 따로 움직였다. 내가 무슨 이야기를 하는지도 알 수가 없었다. 그러니 베테랑 면접관들은 나를 보며 분명 준비가 부족한 면접자라고 여겼을 것이다. 또 다른 이유는 앞서 잠시 언급했던 '부족한 영어 성적'이다. 실제 취업 시장에 나가보니 성적은 생각보다 중요했다. 그러나 나는 이 중요한 것을 가볍게 여겼던 잘못을 했기에 수많은 탈락의 고배를 마셔야 했다.

　나보다 늦게 자리를 잡은 친구 중에는 자신이 처음 인턴으로 취업한 곳에서 계약직으로 전환되고 최종 정규직으로 합격해서 생각보다 취업이 힘들지 않았다고 말하기도 한다. 이처럼 개인의 경험만으로는 '취업이 잘 된다, 안 된다'를 말하기에 다소 어려운 부분이 있다. 무작위로 임상병리학과 홈페이지에 접속하여 취업 관련 글을 보면 '○○년도 졸업생 취업 현황' 글을 볼 수 있는데, 사실 이 취업 현황의 기준이 명확하지가 않다. 그래서 022-27(신영석)＋〔보건의료인력실태조사〕_본보고서를 참고하여 다음 장의 표를 정리해보았다.

　전국 52개 대학교에 임상병리학과가 개설되어 있다. 학교마다 입학 정원은 상이하고, 개인별 상황에 따라 휴학이나 전과 또는 자퇴의 이유로 입학 정원과 졸업 정원이 다르다. 다시 말해, 졸업예정자는 매년 달라지고 그에 따른 국가고시 응시자 수도 항상 다르다. 보건의료인력실태보고서의 내용을 참고해서 봤을 때 2010년부터 2020년까지 어느 정도 변동은 있었지만 국가고시에 응시하는 인구가 조금씩 증가함을 확인할 수 있다. 또한 합격률도 증가하였다. 해당 보고서의 가장 최근 데이터인 2020년을 기준으로 확인해보면, 그 해의 응시자 2,895명 중에 2,353명이 합격하였고 합격률은 81.3%다. 앞서 말한 것처럼 임상병리

구분		2010	2011	2012	2013	2014	2015	2016	2017	2019	2020
응시자	합계	2,497	2,482	2,756	2,879	2,947	2,945	2,780	2,985	6,423	2,895
	남	627	566	573	593	627	683	633	649	1,484	674
	여	1,870	1,916	2,183	2,286	2,320	2,262	2,147	2,336	4,939	2,221
합격자	합계	1,618	1,496	1,798	1,996	2,182	2,258	2,068	2,505	4,921	2,353
	남	441	358	381	417	450	523	507	558	1,161	544
	여	1,177	1,138	1,417	1,579	1,732	1,735	1,561	1,947	3,760	1,809
합격률	합계	64.8	60.3	65.2	69.3	74.0	76.7	74.4	83.9	76.6	81.3
	남	70.3	63.3	66.5	70.3	71.8	76.6	80.1	86.0	78.2	80.7
	여	62.9	59.4	64.9	69.1	74.7	76.7	72.7	83.3	76.1	81.4

임상병리사 국가시험 응시자 및 합격률[6] (단위: 명, %)
(출처: 2022-27(신영석)+[보건의료인력실태조사]_본보고서)

사 면허시험은 절대평가이기 때문에 합격 인원이 정해져 있지 않다. 따라서 열심히 공부하여 과락만 면한다면 충분히 합격할 가능성이 높다. 이렇게 2,353명의 합격자들은 취득한 면허증을 갖고 취업 시장에 뛰어들어 이력서에 면허 취득일자와 면허번호를 기재하고 사본을 첨부하여 제출하게 된다.

그렇다면 합격자들이 지원할 수 있는 의료기관별 활동 인력 수는 어떻게 될까? 의료기관에는 흔히 대학병원이라 생각하는 상급종합병원이 있고, 종합병원, 병원, 요양병원, 의원, 보건소 및 기타 보건 관련 기관이 있다.

---

6   시험일정 조정으로 제46회 임상병리사 국가시험은 2018년에 시행하지 않고 2019년 1월(2019. 1. 3.)에 행하여 통계리스트에서 제외함(국시원연보 제20집).

구분	2010	2011	2012	2013	2014	2015	2016	2017	2018	2019	2020
전체	15,660	16,124	16,894	17,441	18,124	18,846	19,636	20,894	21,470	22,523	23,640
상급종합병원	3,580	3,685	3,836	4,003	4,133	4,320	4,493	4,598	4,665	4,876	5,146
종합병원	4,365	4,527	4,698	4,844	5,059	5,291	5,604	5,994	6,371	6,800	7,304
병원	2,532	2,647	2,863	3,005	3,062	3,192	3,321	3,490	3,542	3,682	3,837
요양병원	373	444	527	579	670	753	802	885	907	921	937
의원	4,491	4,504	4,621	4,647	4,761	4,820	4,975	5,461	5,485	5,731	5,876
보건소 및 보건기관	26	45	56	74	69	79	106	98	117	115	120
기타	293	272	293	289	370	391	335	368	383	398	420

연도별 요양기관 종별 임상병리사 활동 인력 수(2010-2020) (단위: 명)
(출처: 2022-27(신영석)+[보건의료인력실태조사]_본보고서)

구분	2010	2011	2012	2013	2014	2015	2016	2017	2018	2019	2020
비활동자	15,404	15,577	15,956	16,197	16,787	17,341	17,780	18,362	18,785	19,050	18,880
남	2,426	2,455	2,586	2,641	2,764	2,886	3,045	3,204	3,386	3,434	3,515
여	12,978	13,122	13,370	13,556	14,023	14,455	14,735	15,158	15,399	15,616	15,365

연도별 비활동 면허 임상병리사 현황(2010-2020) (단위: 명)
(출처: 2022-27(신영석)+[보건의료인력실태조사]_본보고서)

해당 활동하는 임상병리사의 인력 수를 보면 2010년부터 10년간 의료기관 종류에 관계없이 근무하는 임상병리사의 수가 증가하는 경향을 볼 수 있다. 여기에는 현재 활동 중인 임상병리사의 근로 조건 중 정규직이 85.1%, 비정규직 12.3%인 것으로 파악되었다.

임상병리사 면허를 갖고 지원할 수 있는 자리는 정년이 보장되는 정규직이 있고, 기간이 정해져 있는 계약직이 있다. 계약직에는 일반적인

1, 2년 단위의 계약직, 무기한의 무기계약직, 육아 대체 혹은 병원 사정에 따라 오전만 근무하는 계약직도 있다. 임상병리사 면허를 취득하였다 하더라도 바로 '안정적인 직종'이라 여겨지는 정규직 임상병리사가 될 수는 없다. 또한 임상병리사 면허가 있어도 임상병리사로서 활동하지 않는 사람들도 있음을 자료를 통해 확인할 수 있다.

처음부터 정규직으로 한 번에 합격하면 좋겠지만 계약직으로 시작할 수도 있다. 또한 임상병리사가 근무할 수 있는 곳은 병원으로 한정되어 있지 않다. 임상병리사가 가장 많이 근무하는 곳은 '검사센터'라는 형태의 기관이다. 이후에 언급하겠지만 간략하게 소개하자면, 검사센터는 진단검사의학과나 병리과가 필수로 개설되어 있지 않은 100명 미만 또는 소규모의 다양한 형태의 의료기관에 입원하거나 내원하는 환자들의 검체를 검사하는 곳이다. 국내에는 씨젠, 삼광, 서울의과학연구소 등의 기관이 있다. 그리고 적십자 산하의 혈액원이 있다. 공급, 제제, 검사 이 세 영역은 임상병리사가 근무하는 곳이다. 또한 보건소 소속의 임상병리사를 비롯한 보건직 공무원이 있고, 임상병리사 면허가 있다면 가산점을 받을 수 있는 검시조사관 또는 보건연구사 등의 직종도 있으며, 여러 의료기기 업체의 검사장비 관련 학술부도 있다. 임상병리사 면허가 있다면 생각보다 취업의 길이 좁은 것은 아니라고 생각한다.

신규 직원이 입사하면 최소한 한 번은 듣게 되는 질문이 있다. "여기가 첫 직장인가?" 만약 대답이 "아니오."라면 이전 근무지가 어디인지 물을 것이다. 또한 계약 생활이 어땠냐는 질문도 받을 텐데, 80%는 일

때문이 아니라 계약 문제나 자리를 잡아야 한다는 생각에 힘들었거나 불안했다고 말한다. 생각보다 계약직인 정규직으로 전환되는 것이 쉽지 않고 또 다른 정규직 자리를 찾는 것이 어렵기 때문이다. 그 과정에서 수많은 면접을 봤던 사람도 있을 것이고 계약 연장과 관련하여 스트레스를 받은 사람들도 있다. 면허 취득을 위한 4년간의 학교생활이 끝이 나면 안정적인 자리를 잡을 수 있을 것이라고 생각하겠지만 의료기관의 임상병리사라는 직업만 염두에 두고 본다면 쉽지 않은 길이라는 생각이 든다. 실습을 하면서 이러한 현실을 알게 된 학생들은 졸업도 하기 전부터 걱정하면서 한숨을 쉬기도 한다.

누군가 나에게 '임상병리사는 취업 잘 되나요?'라고 물으면 명쾌하게 대답하기 어렵다. 이렇게 단순히 확률로 계산하면 정말 어렵게 느껴지지만 함께 졸업했던 동기들은 생각보다 어렵지 않게 잘 취업하여 나름 안정적인 직장 생활을 하고 있다. 개인적인 이유로 안정적인 전 직장을 떠나 새롭게 자리를 잡은 동기도 있다.

취업 준비생의 자세를 잘 갖추고 공략하는 것이 중요하다. 임상병리사 면허가 있다면 꼭 병원이 아니더라도 도전할 수 있는 길이 꽤 많다 (이에 대한 자세한 내용은 5장에서 소개하겠다). 학부 성적과 공인영어성적을 토대로 원하는 직장에 공고가 올라오는지 부지런히 확인하며, 그곳에서 원하는 인재상을 어필하기 위한 자기소개서 작성과 면접 준비를 잘 하면 반드시 원하는 곳에서 일할 수 있을 것이다.

취업을 준비하는 실습생들이
자주 묻는 질문

대학교 여름방학 실습 기간이 되면 만나는 실습생들에게 항상 하는 질문이 있다.

"우리에게 궁금한 게 있니? 지금 이 부서가 아니더라도 그냥 궁금한 것 말이야."

여러 질문이 있었지만 업무와 관련해서는 크게 "졸업 학점이 몇 점이에요?" "연봉이 궁금해요." 정도가 대부분이다. 사실 실습생들은 우리에게 이런 질문을 잘 하지는 않는다. 오히려 선생님들이 업무와 관련된 이론 질문을 제외한 많은 질문을 한다. 시시콜콜한 질문들도 꽤나 하는데 예를 들면 "요즘은 공책이 아니라 아이패드를 쓰네. 비싸지 않니?" "마스크는 학교에서 제공되니?" 등의 긴장을 풀어주기 위한 질문부터, "실습을 해보니 어느 부서가 제일 재밌었니?" "제일 좋아하는 과목, 제일 잘하는 과목은 어떤 것이니?" 혹은 "○○○ 교수님은 여전히 계시니?" 등 학생들과의 교집합을 찾기 위한 질문들이 있다. 이 외에도 수많은 질문들을 하는데, 별거 아닌 것 같은 질문에도 학생들은 당황하는 기색이 역력하다. 이런 부분도 잠깐 동안의 실습 기간에 선생님들과 라포 형성을 위한 것이라고 생각하면 편안해지지 않을까 생각한다.

어느 날, 한 학생이 나에게 진지하게 질문을 했다.

"선생님, 친구의 학점이 2점대인데요. 개인 병원이나 준종합병원은 가기 싫고 꼭 대학병원에 가고 싶대요. 가능성이 있을까요?"

순간 뇌정지가 온 듯했다. 한 번도 받아보지 못한 질문이었기 때문이다. 보통은 "몇 점 정도가 되어야 이 병원에 합격할 수 있어요?"가 주된 질문인데, 성적이 2점대인 학생이 대학병원에 입사하는 게 가능한지에 대한 질문은 상상해본 적도 없었다. 한참을 고민 끝에 이렇게 말해주었다.

"네 친구면 3학년일 텐데, 남은 1년 반 동안 전부 4.5점을 받는다면 모르겠는데. 친구는 지금 열심히 하고 있니? 아니면 차라리 공무원 준비를 해보면 어떨까 싶은데. 공무원은 자체 시험을 치르지만, 대학병원은 학점이 중요하거든."

취업 준비를 했던 시기가 2015년이 마지막이었던 나는 최근 채용시장 분위기를 잘 모른다. 이를 계기로 최근 올라왔던 채용공고를 찾아보았다.

인제대학교 해운대백병원 임상병리사 채용공고 (출처: 인제대학교 해운대병원 채용공고 사이트)

위의 공고를 보면, 서류 제출 시 학점을 기재할 수는 있지만 특별히 학점 요구조건이 없다. 하지만 새로 입사한 신규 선생님들을 보면 기본적으로 학업 성적이 꽤 우수하다. 성적증명서를 직접 보지 않아 얼마나 변동이 있는지, 취약한 과목이 무엇인지 등 상세히 알 수는 없지만 학점의 의미는 '이 사람이 얼마나 학업에 충실히 임했는가?'이다. 즉, 주어진 일에 얼마나 성실한 자세로 임하는가를 수치로 보여주는 표인 셈이다. 물론 학점을 매기는 교수님마다 차이가 있고, 과에 얼마나 우수한 학생이 더 몰려 있는지 등의 차이는 존재한다. 상대적인 지표가 될 수 있는 부분이기에 성적표만으로 단정짓는 것은 다소 문제가 될 수도 있다. 내 동기 중 한 명은 이런 말을 하기도 했다. "서류 심사에서 거를 때 성적이 반영되는 것이야 그럴 수 있지만, 면접을 보러 가서도 성적을 우선하는 것은 차별 아니야?"

우리는 고용주가 아니라 고용되는 입장에 있다. 그렇기에 성적 대신 다른 무언가로 나를 좀 더 표현해보겠다 해서 나쁠 것은 없지만, 결국 우리가 하는 공부는 국가고시를 치르기 위한 것이기도 하고 임상병리사란 일을 하기 위해서는 면허를 취득해야 한다. 결국은 이 일을 하기 위한 공부를 하는 것인데 이 일과 직접적인 연관이 있는 학교 수업 및 성적을 관리하지 않는다는 것은 직장 생활에서도 그럴 수 있다는 가능성을 보여주는 것이 아닐까 생각한다. 임상병리사가 되고 싶다면, 임상병리학과 수업을 듣고 시험을 잘 치른 뒤에 "저는 이 일을 하기 위해 이렇게 4년간 열심히 공부했고 결과물은 이러합니다." 하고 보여주는 것이 중요하다고 생각한다.

그렇다고 학업 성적이 낮은 친구들이 도전할 수 있는 기회가 아예 없는 것은 아니다. 국립대학교병원의 경우, 자체 시험을 치르는 곳도 있다. 아무리 학업 성적이 우수한 학생이라도 입사 필기시험 성적이 저조하면 면접의 기회가 주어지지 않는다. 반대로 학업 성적이 낮다고 해도 필기시험 성적이 우수하면 면접의 기회가 주어지기도 한다. 나 같은 경우 2015년 초에 국립대학교병원의 필기시험을 치르고 면접까지 갔다가, 면접을 엉망으로 봐서 떨어진 경험이 있다. 그리고 요즘은 국립대학교병원의 경우 블라인드 채용을 하는 경우도 있다(68p 채용공고 참조, 도입된 지 오래된 제도가 아니기에 직접 경험해보지는 못해서 자세히 말할 수 없음이 안타깝다). 병원마다 채용 방법이 다르기 때문에 입사하고 싶은 병원이 있다면 그곳의 채용공고를 가끔 찾아보는 것도 추천한다.

2022년도 일반직(행정, 보건, 전산, 원무직) 신규 직원 블라인드 공개채용 모집 공고

❶ **관련계획 및 근거:** 인사규정 제 20조 (신규 채용방법) 및 직원 임용시험에 관한 시행세칙

❷ **모집분야(인원) 및 응시자격**

모집 직종	모집 부문 (직무)	채용(예정) 직급	근무 병원 (부서)	모집 인원	응시자격
행정직	일반 행정	행정6급	본원	7	[필수] 아래의 자격을 모두 충족하는 자 1. 워드프로세서 또는 컴퓨터활용능력 자격증 소지자 2. 영어능력검정시험 성적 소지자(하단 기준표 참고) 3. 교대근무 가능자
보건직	방사선사	보건6급	본원	영상의학과 6 산부인과 (초음파실) 1	[필수] 아래의 자격을 모두 충족하는 자 1. 방사선사 면허증 소지자 2. 영어능력검정시험 성적 소지자(하단 기준표 참고)
	임상병리사		본원	호흡기알레르기내과 (호흡기검사실) 1 진단검사의학과 3	[필수] 아래의 자격을 모두 충족하는 자 1. 임상병리사 면허증 소지자 2. 영어능력검정시험 성적 소지자(하단 기준표 참고)
	보건의료정보관리사		본원	2	[필수] 아래의 자격을 모두 충족하는 자 1. 보건의료정보관리사(구, 의무기록사) 면허증 소지자 2. 영어능력검정시험 성적 소지자(하단 기준표 참고)
	치위생사		본원	장애인 구강진료센터 1	[필수] 아래의 자격을 모두 충족하는 자 1. 치과위생사 면허증 소지자 2. 영어능력검정시험 성적 소지자(하단 기준표 참고)
전산직	정보처리기사	전산6급	본원	2	[필수] 아래의 자격을 모두 충족하는 자 1. 정보처리기사 자격증 소지자 2. 영어능력검정시험 성적 소지자(하단 기준표 참고)
원무직	일반노무	원무8급	본원	병동 및 외래 11 약제부 2	야간 및 휴일 근무 가능자

〈영어능력검정시험 응시자격 기준표〉

직종별	TOEIC	TOEIC Speaking	TOEFL-IBT	NEW TEPS	비고
행정직	700점 이상	120점 이상 (Intermediate Mid 2 이상)	79점 이상	300점 이상	응시원서 접수 마감일 기준 1개 이상 필수 보유
보건·전산직	600점 이상	110점 이상 (Intermediate Mid 1 이상)	68점 이상	258점 이상	

※ 영어능력검정시험 인정 범위
- ○ 2020.10.13. 이후 실시된 시험으로서, 응시원서 접수 마감일까지 접수(등급)가 발표된 시험으로 한정하며 기준 점수 이상으로 확인된 성적만 인정
- ○ 국내에서 시행한 해당 검정시험기관의 정규(정기) 시험 성적만을 인정하고, 조회 확인이 불가능한 성적, 정부기관·민간회사·학교 등에서 승진·연수·입사·입학(졸업) 등의 특정 목적으로 실시하는 수시·특별시험, 사실과 다르게 기재(취득일자 및 취득점수)한 경우 등은 불합격 처리

❸ **모집부문별 전형단계 및 배점기준**

응시직종	모집부문(직무)	1차 서류전형	2차 필기시험	3차 면접시험	계	비고 (필기시험 과목)
행정직	일반행정	적격여부	60점	40점	100점	병원행정학
보건직	방사선사	〃	〃	〃	〃	방사선이론
	임상병리사	〃	〃	〃	〃	임상병리기술학총론
	보건의료정보관리사	〃	〃	〃	〃	보건의료정보관리학
	치위생사	〃	〃	〃	〃	구강위생학
전산직	정보처리기사	〃	〃	〃	〃	전산학개론, 데이터베이스
원무직	일반노무, 행정보조	〃	〃	〃	〃	일반상식

※ 서류전형(적격여부): 응시자격 중심의 요건 심사(영어능력검정시험 성적 확인(일부 직종 제외) 포함)
※ 각 전형 합격자에 한하여 다음 단계 응시 자격이 부여됨.

부산대학교병원 블라인드 채용공고 (출처: 부산대학교병원 홈페이지)

이처럼 실습생들이 하는 질문은 대부분 성적과 관련이 있다. 그런데 이번 실습생 중 한 명의 질문은 꽤나 충격적이었다.

"저는 피가 너무 싫어요. 피를 보지 않아도 되는 임상병리사 업무는 없을까요?"

실습생들에게 혈액학 실습을 시킬 때였다. 짝꿍과 서로 채혈 연습을 해본 뒤 채취한 혈액을 이용해서 슬라이드 표본을 만들어보라고 했다. 그 과정에서 한 실습생이 소리를 지르며 거의 울기 직전의 상황이 발생하였다. 임상병리사라면 응당 채혈을 해야 하기 때문에(의료 직종 중 의사와 임상병리사만이 채혈권이 있다) 실습생들에게도 해보라고 하지만, 기겁을 할 정도로 싫다면 하지 않아도 된다. 그래서 그 친구에게도 원하지 않으면 하지 않아도 된다고 말했는데, 그러자 이런 질문을 한 것이다.

순간 나는 '피가 싫으면 왜 임상병리학과를 왔지?'라고 생각했다. 당황했지만 곰곰이 생각을 해보니 피를 보지 않아도 되는 임상병리사 업무도 꽤 있었다(하지만 임상병리사는 특정 부서를 제외한다면 주업무가 '혈액'과 관련되어 있다). 병원에서 근무하기를 원한다면 '생리기능 검사'가 있다. 생리기능 검사는 환자로부터 채취한 검체가 아닌, 환자로부터 발생하는 어떤 다양한 신호를 검사하는 일이다. 아마 그 학생에게는 이 일이 가장 적합하지 않을까 하는 생각이 들었다. 아마도 임상병리사가 어떤 일을 하는지 잘 모르는 상태로 진학을 했던 것이 아닐까 싶다.

나는 실습생들에게 이런 질문을 받아본 적이 없지만 임상병리사의 연봉과 복지에 대해 궁금해하는 사람들이 상당히 많다고 한다. 이 중에는 직업을 선택하는 기준의 우선순위가 '연봉'인 사람도 있을 것이고, 생계와 관련된 부분이니 궁금해하는 것이 당연하다. 경력, 근무지(병원마다 내규가 다르고 국립인지 사립인지에 따라서도 차이가 크며 지역에 따라 또 다르다) 등에 따라 다르겠지만 '신입, 대학병원, 하루 8시간 주 5일 근무' 조건으로 가정했을 때 평균적으로 250만 원 전후(실수령액)가 될 것이다. 당직 여부와 교대근무 여부에 따라 10~50만 원가량의 차이가 있다. 연차에 따라서는 정말 병원마다 다를 뿐만 아니라 각 병원의 정해진 내규이기 때문에 언급하지 않겠다. 그리고 월급을 제외하고 각 병원마다 다양한 상여금이 제공되는데 명절 효도비, 휴가비, 가정의 달 등 명분은 다양하다. 내규에 따라 기본급의 몇 %로 산정되는 경우도 있고, 정액으로 지급되는 경우도 있다. 어떤 기업병원에 근무하는 학교 후배는 최근 '생일 용돈' 이름으로 보너스를 받았다는 이야기도 했다.

적십자와 같은 준공기업이나 국립대학교병원의 경우는 공무원의 내규를 따른다고 한다. 근무하는 친구들에게 물으면 "인터넷이 제일 정확해."라고 말한다. 따라서 국립대학교병원이나 준공기업 급여가 궁금한 분들은 공무원 근무표를 참고하기를 바란다.

💡 임상병리사 배출 대학

전문대학교 26개

- 경남정보대학교
- 경복대학교
- 광양보건대학교
- 광주보건대학교
- 김해대학교
- 대경대학교
- 대구보건대학교
- 대전과학기술대학교
- 대전보건대학교
- 동강대학교
- 동남보건대학교
- 동의과학대학교
- 마산대학교
- 목포과학대학교
- 수원과학대학교
- 서영대학교(광주)
- 서영대학교(파주)
- 송호대학교
- 신성대학교
- 안산대학교
- 원광보건대학교
- 전주기전대학
- 제주한라대학교
- 진주보건대학교
- 충북보건과학대학교
- 혜전대학교

대학교 26개

- 가톨릭관동대학교
- 건양대학교
- 경동대학교
- 경운대학교
- 극동대학교
- 김천대학교
- 나사렛대학교
- 남서울대학교
- 단국대학교
- 대구한의대학교
- 대전대학교
- 동서대학교
- 동의대학교
- 부산가톨릭대학교
- 상지대학교
- 세명대학교
- 순천향대학교
- 신한대학교
- 연세대학교
- 을지대학교(성남)
- 을지대학교(의정부)
- 인제대학교
- 중원대학교
- 청주대학교
- 호남대학교
- 호서대학교

💡 임상병리사 면허 응시 자격 및 시험 방법

1. 응시 자격

❶ 취득하고자 하는 면허에 상응하는 보건의료에 관한 학문을 전공하는 대학·산업대학 또는 전문대학을 졸업한 자.(※복수전공 불인정) 단, 졸업예정자의 경우 이듬해 2월 이전 졸업이 확인된 자이어야 하며 만일 동 기간 내에 졸업하지 못한 경우 합격이 취소됩니다.

❷ 보건복지부장관이 인정하는 외국에서 취득하고자 하는 면허에 상응하는 보건의료에 관한 학문을 전공하는 대학과 동등이상의 교육과정을 이수하고 외국의 해당 의료기사 등의 면허를 받은 자. 다만, '95. 10. 6 당시 보건사회부 장관이 인정하는 외국의 해당 전문대학 이상의 학교에 재학 중인 자는 그 해당학교 졸업자

2. 결격사항

❶ 정신건강증진 및 정신질환자 복지서비스 지원에 관한 법률(약칭 : 정신건강복지법) 제3조제1호에 따른 정신질환자. 다만, 전문의가 의료기사 등으로서 적합하다고 인정하는 사람은 그러하지 아니하다.

❷ 마약·대마 또는 향정신성의약품 중독자

❸ 피성년후견인, 피한정후견인

❹ 의료기사 등에 관한 법률 또는 형법중 제234조·제269조·제270조제2항 내지 제4항·제317조제1항, 보건범죄단속에관한특별조치법, 지역보건법, 국민건강증진법, 후천성면역결핍증예방법, 의료법, 응급의료에관한법률, 시체해부및보존에관한법률, 혈액관리법, 마약류관리에관한법률, 모자보건법 또는 국민건강보험법에 위반하여 금고 이상의 실형의 선고를 받고 그 집행이 종료되지 아니하거나 면제되지 아니한 자

3. 시험 방법 (해당 내용은 2024년 12월 시행되는 임상병리사 국가고시부터 적용 예정)

❶ 직무 내용: 임상병리사란 사람으로부터 채취한 가검물이나 인체의 생리적 기능 변화를 과학적 방법으로 검사하여 질병의 판단, 예후 판정에 도움이 되도록 그 결과를 제공하는 전문 직업인이다.

❷ 시험 과목

1. 의료관계 법규	
❶ 의료법	1. 의료인 2. 의료기관 3. 감독
❷ 의료기사 등에 관한 법률	1. 의료기사의 업무 범위 2. 면허 및 국가시험 3. 면허 취소 및 자격 정지 4. 보수교육 5. 별칙

1. 의료관계 법규	
❸ 감염병의 예방 및 관리에 관한 법률	1. 목적 및 정의 2. 신고 및 보고 3. 예방접종 4. 고위험병원체
❹ 지역보건법	1. 지역보건의료기관의 설치 운영 2. 지역보건의료서비스와 건강검진 등의 신고 및 벌칙
❺ 혈액관리법	1. 정의 2. 혈액관리 업무 3. 혈액의 적격 여부 검사 4. 특정수혈 부작용

2. 임상검사이론 I	
❶ 공중보건학	1. 건강과 공중보건 2. 환경위생, 환경보전, 산업보건, 식품위생 3. 역학 및 질병관리 4. 보건관리
❷ 해부생리학	1. 해부학 2. 생리학
❸ 조직병리학	1. 병리학 2. 조직학 3. 조직검사학 4. 진단세포학
❹ 임상생리학	1. 심전도 검사 2. 뇌파 검사 3. 근전도 검사 4. 호흡계 및 기타 생리학적 검사 5. 초음파 검사(심장 및 목동맥, 두개경유도플러)

3. 임상검사이론 II	
❶ 임상화학	1. 기초 임상화학 2. 검사기기학 3. 분석 및 임상화학 4. 요 검사 및 체액 검사 5. 핵의학 검사
❷ 혈액학	1. 기초 혈액학 2. 혈액학적 검사 3. 수혈 검사학
❸ 임상미생물학	1. 임상세균학 2. 진균학 3. 바이러스학 4. 기생충학 5. 임상변역학 6. 임상혈청학

실기 시험	
❶ 조직세포병리 검사	1. 기초 임상화학 2. 검사기기학 3. 분석 및 임상화학 4. 요 검사 및 체액 검사 5. 핵의학 검사
❷ 임상화학 검사	1. 기초 혈액학 2. 혈액학적 검사 3 수혈 검사학
❸ 혈액학 검사	1. 임상세균학 2. 진균학 3. 바이러스학 4. 기생충학

실기시험	
❹ 임상미생물 검사	1. 임상세균 검사 2. 진균 검사 3. 바이러스 검사 4. 기생충 검사 5. 면역혈청 검사

위의 과목들은 학교마다 교과목명 명칭이 상이할 수 있고 수업 운영방식 또한 차이가 있으므로 관심 있는 학교의 홈페이지에서 제공하는 교수의 강의 계획서를 반드시 확인해볼 것을 권장한다. 사실 강의 계획서에 한 학기의 교과 계획이 있다 하더라도 해당 교과서를 직접 접하기 전까지는 강의 계획서의 내용이 어려울 것이다. 또한 강의 계획서에 어떤 책을 교과서로 사용할 것인지도 포함되어 있지만 시중 서점에서 찾기 어렵고 보통은 교내 서점에서 일괄 주문한 뒤에 판매하는 경우가 일반적이다. 아직 입학하지 않은 예비 대학생이라면 이러한 교과목들이 있다는 정도를 알면 좋을 듯하다. 시험 응시 관련 기타 내용은 〈한국보건의료국가시험원(국시원)〉에 문의하면 된다.

❸ 시험 문제 형식

시험종별	시험 과목(문제 수)	배점	총점	문제 형식
필기	1. 의료관계법규 (20) 2. 임상검사이론 I (80) 3. 임상검사이론 II (115)	1점 1문제	215점	객관식 5지 선다형
실기	실기시험 (65)	1점 1문제	65점	객관식 5지 선다형

4. 합격 기준

❶ 필기 시험에 있어서는 매 과목 만점의 40% 이상, 전 과목 총점의 60% 이
상 득점한 자를 합격자로 하고, 실기 시험에 있어서는 만점의 60% 이상 득
점한 자를 합격자로 합니다.

❷ 응시 자격이 없는 것으로 확인된 경우에는 합격자 발표 이후에도 합격을 취소
합니다.

출처 : 한국보건의료인국가시험원

(제2장)

새내기
임상병리사의

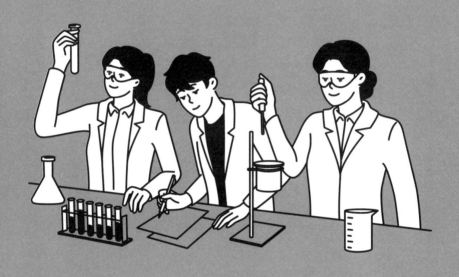

적응과
이해

첫 시작,
청년인턴이 되기까지

학창시절에 '취업하면 인턴→계약직→정규직 과정을 거쳐야겠다.' 란 계획을 확고하게 세웠다. 어떤 병원과도 협의되지 않은 나 혼자만의 계획으로 인해 나는 다른 친구들에 비해 빨리 근심 걱정을 스스로 만들어 지닌 채로 살아야 했다. 거기에 더해 부모님으로부터 빨리 경제적 독립을 하고 싶었고, 그러기 위해서는 남들보다 빨리 취업 준비를 시작해야 한다는 생각을 했다.

그 초조했던 마음으로 4학년 2학기부터 꾸준히 인턴 지원을 했었다. 그 당시에는 졸업예정자 또는 임상병리사 면허 취득 예정자만을 위한 '실습사' '청년인턴' 또는 인턴 제도를 운영하는 병원이 많았다. 채용 공고에서 제시하는 지원자격 요건에 걸리는 게 없다면 가리지 않고 다 지원했다. 서류 심사는 생각보다 무리 없이 통과했고 자체 시험이 있는 경우도 시험까지는 합격했는데, 이상하게도 면접에서 계속 탈락했다. 당시에는 몰랐지만 이제와 생각해보면 너무나도 명확한 탈락의 이유가 있었다. 한껏 긴장한 탓에 어눌한 말투로 나를 제대로 표현하지 못했고, 내가 무슨 말을 하는지도 몰랐다. 지금은 사회생활을 통해 예전보다 조금 나아졌지만 그래도 여전히 고쳐지지 않는 고질병인데, 그 당시에는 오죽했을까. 그러다 보니 남들에 비해 취업 준비를 일찍 시작했음에도 결과가 그리 좋지는 않았다. 게다가 남들에 비해 턱없이 부족했던 영어 점수도 한몫했을 것이다.

계속 취업 준비에 신경 쓰다 보니 어느새 국가고시가 다가왔고, 시험을 치르고 나서도 지속적으로 채용공고를 검색하며 지원했다. 꽤나 열심히 시간과 정성을 들여 노력했지만 '최종 합격되었습니다'라는 연락을 받을 수는 없었다. '취업 시장에 찬바람이 쌩쌩 분다는 말이 이런 상황을 이야기하는 걸까?' 또 '이로 인한 추위는 겨울 칼바람보다 더 아리고 아프다는 것이 이런 고통을 말하는 걸까?' 하는 생각이 들었다.

그러다 임상병리사 국가고시 합격 문자를 받게 되었다. 곧바로 국시원 홈페이지에서 최종 합격 확인을 한 뒤 임상병리사가 되었다는 기쁨과 뿌듯함을 느끼며 발급된 면허 번호를 확인했다. 그러면서도 하나둘씩 마감되는 인턴 채용공고를 바라보며 걱정이 커져만 갔다. 이제 나는 졸업예정자인 동시에 면허를 가진 임상병리사가 되었으니 기존 이력서에 추가 내용을 기재하였다. 그리고는 인턴뿐만 아니라 계약직, 혹시나 하는 마음으로 정규직 공고에도 지원을 했다. 그러나 역시 신입의 취업 시장 상황은 녹록지 않았다. 이런 이유로 인턴 과정을 먼저 거쳐야 한다는 생각을 갖게 되지 않았나 싶다.

그렇게 시간이 흘러 어느덧 졸업식 날이 다가왔고, 졸업을 하고 나니 어딘가 소속되지 않은 진정한 백수가 되었다. 백수의 삶이 시작되면서 대부분의 큰 병원의 인턴 모집은 마감되었고, 몇 날 며칠을 망연자실한 상태로 지낼 수밖에 없었다. 지속되는 추위와 끝이 없는 취업 준비로 지쳐가던 와중에 우편으로 면허증이 도착했다. 발급된 면허증을 보며 잠깐이나마 기뻐한 뒤 곧바로 발급받은 면허증을 여러 장 복사했다. 그러고는 학교를 방문하여 졸업예정자가 아닌 졸업자로서 졸업증명서와 성적증명서를 몇 장 발급받았다.

졸업예정에서 졸업으로, 또 임상병리사 면허 번호를 이력서에 추가하며 구직 활동 일상을 반복하다 보니 어느새 날씨가 조금씩 풀리면서 꽃망울이 올라오는 3월이 되었다. 그러다 다른 병원들에 비해 조금 늦게 올라온 채용공고를 발견했다. 희망적이었다. 집에서 조금 먼 국립대학교병원의 '청년인턴' 공고였다. 두근거리는 마음으로 지원했고, 서류 합격 통보를 받은 뒤 면접장으로 갔다. 졸업한 학교의 관할구역이라 그런지 면접장에 아는 얼굴들이 많이 보였다. 그중에는 졸업 성적이나 토익 성적이 나보다 좋은 친구들도 있었다. 또 다시 밀려드는 긴장감으로 마음을 다스리지 못한 채 이번 면접 역시 망쳐버렸다. 최종 결과는 역시나 불합격. '자꾸 탈락하는 데에는 분명히 이유가 있을 텐데.'

긴장감으로 인해 면접을 잘 보지 못했다는 중요한 이유가 있었지만, 비단 그 문제뿐만이 아니었을 것이란 생각이 불현듯 스쳤다. 어딘가에 합격하여 이미 근무하는 친구들의 이야기를 들으면 "면접은 형식이다."

라는 친구들도 꽤 있었다. 그만큼 서류의 비중이 더 크다는 뜻인 것 같은데, 물론 그 친구들은 면접도 잘 봤겠지만. 그렇다면 분명 내 서류에 뭔가 문제가 있는 건 아닐까. 대외활동, 봉사활동, 졸업 성적, 영어 성적 …… 순간 '아차' 하는 마음이 들었다. 분명 공인영어성적은 우대 또는 가산점 개념이라고 했지 몇 점 이상이 필수라고는 명시되어 있지 않았는데, 이게 함정이었다. 예를 들어, 당시 어느 공공기관에서는 '토익 450점 이상 가산점' 혹은 '필수'라는 지원 자격 안내 문구도 있었다. 가산점이었는지 필수였는지는 명확히 기억나진 않지만, 합격하여 근무하고 있는 친구의 말로는 그 점수를 넘으면 점수에 따른 차등 적용을 하는 것이 아니기 때문에 451점이나 900점이나 큰 의미가 없다고 했다.

하지만 내가 지원한 병원들은 달랐다. 영어 성적에 대한 명확한 언급이 없었다. '토익 성적은 당연한 거 아니야?'라는 말은 지원자들의 추측이 아닌, 어쩌면 당연한 자격 요건이라는 생각이 들었다. 중요한 사항을 너무 늦게 깨달은 것이다. 당장 취업을 해야 한다는 생각을 잠시 내려놓고 영어 성적을 만드는 것에 집중했다. 그래야만 했다. 생각해보면 학점이야 좋은 사람들은 많을 것이고, 거기다 영어 성적까지 갖춘 사람들도 많을 테니까. 그제야 후회가 밀려왔다. 왜 영어 공부를 하지 않았을까? 남들이 없는 것을 갖고 있는 게 다가 아니라, 남들이 가진 최소한의 것은 나도 당연히 갖고 있어야 했는데.

그렇게 다시 시작하는 마음으로 영어 공부에 매진하던 중 3월에 인턴 채용 탈락을 했던 병원 측에서 연락이 왔다. 합격자가 다른 곳과 계약을 하게 되어 후보 순위였던 내게 연락한 것이라고 했다. 이후 여러 설명들을 들었고, 1초의 망설임도 없이 내가 하겠다고 말했다. 이후 채용 신체검사를 받고 취업 서류를 작성하면서 나의 첫 임상병리사의 삶이 시작되었다.

나는 학과 생활은 나름대로 열심히 노력했고, 취업에 대한 간절함 때문에 취업 준비도 남들보다 일찍 시작했다. 다만 기본에 '완전히' 충실하지 못했다. 성적이 다가 아닌 것은 맞지만 대부분 학교 성적뿐만 아니라 영어 성적도 본다. "임상병리사가 영어를 쓰나요?"라고 묻는다면, 대답은 "네."이다. 생각보다 많이 사용한다. 서류 심사나 면접에서 영어 성적을 중요하게 보는 것도 부당하다고 생각되지 않는다. 임상병리사로 일하면서 생각보다 영어로 대화하거나 영문을 읽어야 하는 일이 많다. 이처럼 기본이 중요했지만 나는 그 기본이 부족했기에 유난히 탈락의 고배를 많이 마신 게 아니었나 하는 생각이 든다.

면접 실력은 단기간에 끌어올리기 힘들다. 많은 사람들 앞에서 이야기하는 연습을 하거나 스스로 면접을 해보는 연습을 녹음하면서 차근차근 적응해 나가는 것도 좋은 방법이다. 그러나 이 또한 말주변이 없으면 어렵다. 그에 비해 영어 성적은 집중하면 끌어올리기 쉽다. 언어 영역에 영 소질이 없는 나도 결국 어찌저찌하여 끌어올렸다. 사실 성적을 위한 것이었기에 어느 정도 가능하지 않았나 하는 생각도 든다. 학부생활을 하면서 전공 공부에 매진한다 해도 가능할 것이라고 생각한다. 남들과 구분되는 뭔가를 만들기 전에 남들이 갖고 있는 공통된 역량은 갖고 있어야 한다. 그래야 남들과 차별화되는 것이 보이기 시작한다. 이 책을 읽는 예비 임상심리사들은 나와 같은 실수를 하지 않기를.

인턴 합격,
본격 신입 임상병리사가 되다

첫 출근, 뭘 해야 할지 몰라 우물쭈물하며 검사실로 들어갔다. 그 당시 먼저 근무하고 있던 동기에게 이것저것 물었지만 그도 나를 완벽하게 도와줄 수 있는 입장이 아니었기에 기대기만 할 수도 없었다. 심장박동 소리가 너무 커서 갈비뼈에 금이 갈 것 같은 느낌을 받으며 실장님의 집무실로 들어갔다. 실장님은 미소로 반갑게 맞이하며 내가 1년간 근무할 부서로 안내해주었다. 그렇게 나의 인턴 생활이 시작되었다.

내가 일하게 될 부서는 '화학-면역 검사실'이었다. 검사실의 부서 형태 및 부서 명칭은 병원마다 상이할 수 있다. 내가 근무하던 당시의 부서는 '일반화학-면역-특수면역' 이렇게 세 파트가 함께 운영되는 곳이었는데 나의 주업무는 화학이었다.

이제 막 졸업한 인턴이었기 때문에 많은 업무를 할당받지는 않았다.

나의 초반 업무는 '전처리'였다. 내가 있는 부서의 검체 전처리는 '분리'였다. 주로 혈청(Serum)을 이용한 검사를 진행하는 곳인데, 혈청이란 혈장(Plasma)에서 피브린이라는 섬유질이 제거된 상태의 혈액을 말한다.

혈구와 혈청을 분리하는 겔이 담겨 있는 SST에 혈액이 담겨 오면, 적절히 혈액이 굳은 것을 확인한 뒤 원심분리를 한다. 원심분리를 하면 무거운 혈구는 아래로, 중간에는 겔, 상층에는 혈청이 분리되는데 혈청의 상태를 보고 이상이 없으면 검사를 진행한다. 너무 이른 분리로 인해 혈액이 충분히 응고되지 않은 상태에서 분리를 시도하면 혈청 내에 피브린 섬유질이 포함되는데, 피브린이 제거되지 않은 혈청은 젤리처럼 굳어 있기 때문에 검사가 불가하다. 그럼 피브린을 제거한 뒤 다시 분리한다. 그리고 혹여나 용혈(Hemolysis), 즉 혈구 성분인 적혈구가 깨져 헤모글로빈(hemoglobin, Hb) 성분이 혈청으로 용출되면서 혈청의 색이 노란 볏짚색이 아닌 빨간색이 되면 이는 검사 항목에 따라 다르지만 거의 부적합하다. 여러 항목의 검사 결과에 영향을 미치기 때문이다.

예를 들어 적혈구 내에 다량 포함되어 있고 혈청에는 상대적으로 농도가 적은 K^+(Potassium 또는 Kalum)의 수치가 검사 결과에서 상승하게 된다. 그러면 실제 환자의 흐르는 혈액 내의 K^+ 성분의 수치와 큰 차이가 발생하게 되고, 이 결과가 임상에 보고될 시 환자의 처치 과정에 변수가 생길 수도 있다. 이 외에도 육안으로 검체를 한번 걸러내게 된다. 혈액 튜브에 붙어 있는 환자의 검사 처방 내용을 보면서 혹시나 바코드가 잘못 붙여져 있는지 또는 채혈이 잘못 되어 있진 않은지 등을 확인하며 검체를 거르는 것에 적응하면 차차 결과를 보는 방법을 배운다. 사람은

신이 아니기에 육안으로 검체의 검사 적정 여부를 모두 걸러내는 것은 불가능하다. 결과를 보고 판단할 수는 없지만 예상을 하고 병동이나 외래에 확인할 수 있다.

대학생 때 수많은 검사 항목들의 임상적 의의 및 검사 원리 그리고 결과에 영향을 미치는 사항들에 대해 달달 외웠지만 그것들을 한 페이지에 모아 놓고 결과를 보고할지 말지에 대해 배우는 것은 또 다른 시각의 이해가 필요했다. 예를 들어 혈액요소질소(Blood Urea Nitrogen, BUN)와 크레아티닌(Creatinine)이라는 항목이 있다. 이 항목은 신장 기능과 관련이 있는 검사 항목이다. 신장 기능에 문제가 있는 환자는 해당 항목들의 수치가 높고 투석을 하면 떨어진다. 어떤 투석 환자가 투석과 검사를 8시에 한 번, 12시에 한 번 했다고 하자. 신장 투석 환자의 경우 8시가 투석 전, 12시가 투석 후라고 한다면 분명 수치의 차이가 상당히 벌어질 것이다. 하지만 투석 환자라는 정보가 있을 때의 이야기다. 아무런 정보 없이 같은 환자로부터 같은 항목의 검체가 검사실로 의뢰되었고 두 검체의 결과 차이가 많이 벌어져 있다면 해당 병동에 연락하여 결과에 대한 설명을 한 뒤 재채혈을 할 것인지, 그 결과가 맞는 것인지 결정된다. 이러한 경우를 델타체크(Delta check)라고 한다. 가끔은 병동 환자가 수액을 맞는 쪽으로 채혈되는 경우가 있는데 그 경우 전해질 항목이 사람에게는 나올 수 없는 수치가 도출된다. 이러한 경우도 재채혈을 요구하게 된다. 이 외에도 수없이 많은 항목들에 대해 계속 배우며 검사 과정에 조금씩 적응하면서 하나씩 업무를 익혀나갔다.

이후에는 인턴이었기에 직접적으로 업무를 하지는 않았지만 '정도관리'가 진행되는 모습을 어깨 너머로 보면서 설명을 듣기도 했다. 정도관리는 검사 결과에 큰 영향을 미치는 부분으로 '이 결과가 믿을 수 있는 검사 결과인가?'를 결정하는 요소다. 정도관리 결과가 잘 나오기 위해서는 장비관리와 시약관리 모두 중요한데, 이들을 점검하는 데에는 수많은 요소들이 포함된다. 그와 동시에 정도관리에 이용되는 시약들이 관리되는 부분도 얕게 이해할 수 있었다. 검사 하나가 진행되기까지 검체 상태의 적정성, 검사를 위한 시약관리, 검사 결과를 판단하는 방법, 그 결과에 신뢰성을 높이는, 어쩌면 가장 중요한 과정인 정도관리까지 어느 정도 이해하기 시작하면서 인턴 생활 절반이 지나갔다.

어느 날, 실장님이 나를 불렀다.

"오전에는 하던 근무를 하고 오후 1~2시간 정도는 채혈실에서 채혈 업무를 배우는 것이 어떻겠어요?"

이유는 간단했다. 내가 이곳에서 정규직으로 있을 것이라는 보장도 없고, 미래에 어떤 곳을 지원하게 될지도 모를뿐더러 안정적으로 자리를 잡을 수 있을지도 불투명한 상황이었다. 실장님은 그런 인턴 사원에게 조금이라도 더 도움을 주고 싶은 것이었다. 임상병리사의 주 업무는 검사 과정 중 하나인 '분석'인데, 분석 장비는 병원마다 다르다. 또한 분석 과정이 진행되는 시스템도 의료기관마다 상이하며 사용하는 전산도 전부 다르다. 따라서 임상병리사 업무의 전반적인 흐름은 어딜 가든 비슷하다 하더라도, 새로운 곳에 가면 새로운 검사실의 업무 시스템을 다시 배워야 한다. 하지만 채혈은 그렇지 않다. 분석 전 과정 중 하나인 검체 채취, 즉 검사의 시작이라고 할 수 있는 채혈은 할 수만 있다면 어느 곳에서든 나의 방식으로 하면 된다.

'채혈'이라 하면, 그냥 주사기로 혈관을 찔러 피를 뽑으면 끝이라고 생각할 수 있지만 전혀 그렇지 않다. 길거리에 지나가는 사람들의 외모와 입은 옷들이 모두 다른 것과 마찬가지로 사람의 혈관도 가지각색이다. 그 혈관의 형태에 따라 채혈하는 방법도 다르게 해야 한다. 학생때 건강한 혈관만 몇 번 찔러본 나에게 이는 정말 좋은 기회였다. 또한 주사기가 아닌 진공으로 채혈하는 방법도 있는데 거의 해본 적이 없기때문에 기회가 되면 꼭 해보고 싶었던 시도였다. 채혈 자체에 성공했다 하더라도 어떤 방법으로 채혈했느냐에 따라 그리고 혈액 튜브에 채혈된 혈액을 순서에 맞게 빨리 적정량으로 소분해야 한다. 혈액에 대한 이해가 충분히 되어 있지 않으면 안 되는 일이다. 가끔 "그냥 검사해주시면 안 돼요? 왜 안 돼요?"라는 질문을 받는데, 이는 검사에 대한 이해가 되어 있지 않은 상황에서 단순히 채혈만 시행했기 때문이다.

검사라는 행위에 대한 전반적인 이해를 잘 하기 위해서는 분석 전단계인 혈액 채취 과정부터가 중요하다. 이는 아무리 기술이 발전한다 하더라도 결국 사람이 해야 하는 일이기 때문에 가장 좋은 방법은 가능한 다양한 형태의 혈관을 많이 접해보는 방법밖에는 없다. 그런 기회를 나에게 제안해준 선배 선생님들과 진단검사의학과 실장님의 배려로 틈틈이 배우면서 일할 수 있었다. 퇴사 후에 이력서를 작성하게 될 때 스스로를 어필할 수 있는 것이 필요하다며 담당 부서와 실장님의 배려로 채혈을 배울 수 있었다. 그 덕에 퇴사 후에 어떤 이력서를 쓰더라도 경력란에 '채혈 가능'이라는 내용을 기재할 수 있게 되었고 여러 면접에서도 그 부분을 당당하게 말할 수 있었다. 학생 때 실습을 목적으로 친구들끼리 서로 찌르며 연습하기는 하지만 이것만으로 '채혈 가능'이라고 말하기는 무리가 있다. 취업을 하고 봐야 한다는 생각에 이러한 경력이 없음에도 이력서에 기재하는 경우도 있다고 한다. 운이 좋아 취업을 해도 실제 실력이 들통 나면 입사 초반에 조금 고생하는 경우도 허다하다. 다행히 나는 이러한 고생을 피할 수 있게 되었다.

너무나도 좋은 곳에서 첫 사회생활을 시작했다. 정직원이 아니라서 더 많은 것을 접할 수는 없었고, 더욱이 한 부서의 업무를 다 배우기에는 충분한 시간이 주어졌던 것도 아니었다. 하지만 앞으로 어디로 갈지, 어디에 정착해서 일할지 모를 나에게 많은 배려를 해준 곳이다. 인턴 기간이 끝나고 퇴사 당일에 많이 울었던 기억이 난다. 인턴을 했던 병원은 신설 병원이었고 당시에 지원했던 병원은 본원, 즉 모병원이었다. 그때는 얼른 정규직이 되고 싶다는 생각에 그리고 지원했던 다른 병원의 시험 및 면접 준비에 집중해야 한다는 생각에 얼른 계약 기간이 끝나기만을 기다렸는데 마지막이라고 생각하니 왜 그렇게 눈물이 나던지. 그 모습을 보며 많은 선생님들이 "이렇게 울 거면 왜 본원에 지원했어? 여기 지원했어야지."라고 말씀하셨다. 그곳이 싫어서가 아니라 다른 병원도 경험해보고 싶었기 때문이었고, 지금도 그 선택에는 후회가 없다. 다만 많은 도움을 주었던 그곳이 나의 첫 직장이라서 여전히 다행이고 감사하다. ("아마 지금은 나를 잊으셨겠지만 그래도 나의 첫 직장 선배님들 동기들. 감사했고 여전히 감사합니다.") 앞으로 새롭게 임상병리사가 될 학생들도 좋은 곳에서 어떠한 계약 형태로든 근무할 기회가 생기면 좋겠다.

정규직 시험에
탈락하다

직장 생활을 하다 보면 업무와 직접적으로 연관된 대화만 하지는 않는다. 그 쓸데없지만은 않은 대화 중 하나가 새로 올라올 '채용공고' 또는 새로 채용된 '신입 직원'에 대한 이야기다.

"이번에 ○○ 검사실 증원한다더라."

"○○○ 선생님 육아휴직 대체는 언제 공고가 뜬데?"

이러한 소식들을 어느 지원자가 남들보다 빠르게 지인으로부터 전달받는다고 해서 합격으로 직접 연결되는 것은 아니지만, 어떠한 이유로 그 자리가 생겼는지에 대해 이야기를 듣는다면 심적으로 마음이 편할 수 있다. 그러나 나는 그런 정보 하나 없이 정말 날것 그대로 모든 것을 경험했다.

내가 1년간 인턴 생활을 했던 병원은 국립대학교 소속의 상급종합병원이었는데 그곳은 매년 공개채용을 했다. 국립대학교병원 공개채용의 큰 특징은 '자체 시험'이 있다는 것과 그 시험의 비중이 꽤 높다는 것이다. 즉, 임상병리사 면허만 소지하고 있으면 누구나 시험의 자격이 주어졌고 그 시험에 높은 점수를 얻는다면 최종 합격이 될 확률이 높았다. 물론 마지막 관문인 면접이 있었다. 인턴 생활 1년 동안 근무했던 병원의 채용 관련 정보에 대해서 들었다. 인턴이 끝나는 시기 즈음 시험이 있을 것이고 시험에 합격하면 바로 정규직이 될 수 있다는 희망찬 소문에 하루하루 설레는 마음으로 인턴 생활을 했다. 더불어 '족보'가 있다는 소문도 있었지만 결국 소문만 무성했던 족보의 존재를 두 눈으로 확인하지는 못했다.

시험 과목은 전공과 영어였다. 전공 시험은 이해하면서 공부했다면 크게 문제될 게 없을 정도의 난이도였다. 문제는 역시나 영어였다. '족보가 있다 하더라도 영어 때문에 크게 의미가 없겠는데?' 그렇게 시험은 끝이 났고 며칠 뒤 시험 합격 통보와 함께 면접 일정에 대한 안내 공지를 확인할 수 있었다. 면접을 잘 보라는 격려를 받으며 면접장에 갔더니 아는 얼굴들이 많이 보였다. 인사를 나누고 면접에 대한 안내를 받았다. 5명이 조를 이뤄 그룹 면접 형태로 봤는데, 내가 속한 조에는 나를 포함한 4명의 여성 지원자와 1명의 남성 지원자가 있었다. 남성 지원자는 인턴 시절을 보낸 병원에 실습을 나왔던 남학생이었다. 졸업과 동시에 곧바로 정규직에 도전한 것이다. 같은 조에 속한 여성 지원자 중 한 명은 친하게 지냈던 학교 선배였다. 조원들과 가볍게 인사를 나눈 뒤 면접 연습을 하는 지원자들 사이에서 긴장하며 순서를 기다렸다.

면접 차례가 되었고, 5명의 지원자들은 안내받은 대로 면접관들 앞에 순서대로 앉았다. 그리고 여러 질문을 받기 시작했다. 모든 질문과 대답이 기억나진 않지만 그 남학생은 면접관의 질문에 떨지도 않고 정말 막힘없이 대답을 잘했던 기억이 난다. 이 사람은 왠지 합격할 것 같다는 생각이 들 정도였다. 후에 들은 소식이지만 무난하게 합격하여 그 병원에서 근무를 한다고 했다. 문제는 나였다. 같이 면접을 본 선배와 내가 같은 학교의 선후배라는 이력서의 정보를 확인한 어느 면접관이 우리 두 사람에게 동시에 질문했다.

"만약 두 사람 중에 한 사람만 뽑아야 한다면 누굴 채용해야 할까요?"

이것이 말로만 듣던 압박 면접인가? 선배 앞에서 나를 뽑으라고 어떻게 대놓고 말하지? 정말 난감했다.

"둘 다 뽑으면 좋겠지만 꼭 한 명만 뽑으셔야 한다면 어떤 인재가 더 적합한지는 면접관님들께서……"

이 대답은 결국 "저보다는 선배를 채용하세요."라는 말을 아주 잘 돌려 말한 게 아니겠는가. 왜 이 와중에 선배의 눈치를 봤는지, 지금 생각해도 어이가 없다. 지금도 여전히 연락하며 잘 지내고 있는 선배의 대답은 나와 전혀 달랐다.

"제가 되었으면 좋겠습니다."

정확한 선배의 대사는 생각나지 않지만 확실한 건 선배는 본인을 채용해달라고 당당하게 말했다는 것이다. 그리고 실제로 그 선배가 그 자리에 채용되었다.

사람 앞일은
어찌 될지 모른다

지금 이야기하려는 내용은 지극히 개인적인 이야기지만, 그 당시 상당히 불쾌하면서도 약간의 독기를 품게 된 계기가 되었기에 소개해보려 한다. 2015년 봄에서 초여름 즈음에 메르스(MERS, 중동호흡기증후군)가 유행하기 시작했고, 뉴스에서는 부산의 한 종합병원에서도 확진자가 확인되었다는 내용을 보도했다. 문득 그 병원에서 근무하는, 함께 졸업했던 복학생 선배가 기억나서 연락을 했다.

"선배, 잘 지내십니까? 뉴스 보고 생각나서 연락드렸습니다."

선배는 별 문제 없이 잘 지내고 있고, 해당 병원에서 처음부터 정규직으로 입사하여 1년가량 채혈 업무를 하면서 지낸다고 했다. 임상병리사는 기본적으로 채혈을 할 수 있어야 하는데, 사실 이 경력을 쌓는 것이 쉽지가 않다. 건강한 사람끼리 연습한다고 실력이 느는 것도 아니다. 가장 좋은 방법은 근무하면서 실제로 여러 사람들의 다양한 혈관을 접하고 상황에 따른 채혈 실력을 키우는 건데, 1년을 했으면 꽤나 실력이 쌓였을 것이다.

"넌 그래서 뭐하고 지내니?"

최근에 인턴 생활이 끝나고 공채 면접에서 떨어진 이야기를 하면서 다음 공채를 기다리며 시험공부 중이라고 구구절절 이야기했다. 그런데 갑자기 선배가 생각지도 못한, 질문 같지 않은 질문들을 쏟아냈다.

"네가 정말 될 수 있을 거라 생각하니? 이 바닥에서는 남자를 더 선호해. 채혈 경력도 얼마 안 되는데 성적 4.0의 여자인 너를 뽑겠니, 아니면 정규직으로 1년간 채혈 경력이 있는데 성적은 3.8의 남자인 나를 뽑겠니?"

술에 취한 걸까? 그래도 이렇게 말할 수 있을까? 취한 건지, 아니면 맨 정신이었는지는 모르겠다. 혹시 내가 연락하면서 실수한 게 있는지 우리가 대화한 내용을 쭉 되짚어봤다. 너무 황당한 상황이었다. 친하게 지낸 건 아니지만 그래도 안부를 물을 겸 했던 연락이 이런 막말 비슷한 결의 말들로 결론 나게 될 줄이야. 이 성차별적인 발언과 나의 경력을 무시하는 발언들에 어이가 없었고, 대충 말을 마무리하며 연락을 끊었다.

정규직이 된 이후에 분기별로 열리는 교육에서 선배를 몇 번 마주친 적이 있다. 인사는 하는데, 가끔은 '저 선배가 나한테 했던 말을 기억하나?' 하는 생각이 든다. 그렇게 황당한 말들로 나를 무시했던 그 선배, 지금은 얼마나 잘 지내시는지 가끔은 궁금하기도 하다.

정규직으로
레벨 업

　첫 번째 공개채용이 끝났다. 떨어진 이후 부산 근교의 다른 병원의 공개채용 시기를 기다리며 영어 공부를 병행하기 시작했다. 그 당시 지속적으로 국립대학교병원의 공개채용 공고를 주목했다. 졸업 성적이 부족하다고 생각하지는 않았지만 솔직히 시험 제도가 없는 병원은 분명 쟁쟁한 지원자들의 이력에 밀릴 가능성이 높을 거란 생각에 자체 시험 성적이 많은 비중을 차지하는 국립대학교병원을 노린 것이다. 다만 영어가 문제였다. 자체 시험으로 채용하는 다른 병원도 영어 시험을 낼 가능성이 있었다. 이번에도 탈락하면 정말 앞길이 막막하겠다 싶었다. 늘 영어 성적으로 크데 데였던 적이 있던 터라 성적을 만드는 데 6개월 이상 걸릴 거라 예상하고 편한 마음으로 취업 준비를 했다. 다행히 모든 계약 기간이 끝나고 취업 준비 기간이라 실업 수당도 나와서 편하게 할 수 있었다. 그러면서도 틈틈이 채용공고를 확인했다. 최대한 면접의 감을 잃지 않고, 줄일 수 있다면 업무의 공백 기간도 최소한으로 하고 싶었던 마음이 컸기 때문이다.

그렇게 영어 성적을 만들고 일상처럼 각 병원의 공고를 확인하던 어느 날, 우연히 모 사립대학교병원의 정규직 채용공고가 올라온 것을 보았다. 아는 사람이 없어서 어떠한 소문도, 어떤 자리에 대한 공고인지에 대한 정보도 전혀 없었다. 특히 이곳은 졸업 성적의 비중이 상당히 크다는 소문이 있었다. 그 사립대학교병원에서 실습을 했던 친구의 말에 따르면 해당 병원에서 근무하는 선생님들의 학업 성적과 영어 성적이 모두 학부에서 상위권이었다고 했다. 그 자리에 머무르지 않고 대학원으로 진학하거나 ASCPi(American Society for Clinical Pathology international)[7]라는 미국 임상병리사 자격을 취득하는 분들이 많다고 했다. 게다가 경남 지역에서 경쟁률이 항상 높은 편이라는 말도 들렸다. 직업적으로 워낙 관리가 철저한 분들이 있는 곳이라고 하니 나와는 상관없는 곳이란 생각을 종종 했었다.

하지만 아무리 벽이 높다고 해도 마냥 손을 놓고 있을 수도 없고, 합격하기 어렵다고 해도 지원하면 안 된다는 법도 없으니 일단 지원했다. 정말 운이 좋게 인터넷 서류 심사는 통과하여 연락을 받았지만 마냥 기뻐할 수만은 없었다. 내가 지원했을 당시에는 특이하게도 지원서는 인터넷으로 작성하고, 면접 보러 갈 때는 주요 용어들을 한문으로 직접

---

7   미국인들은 ASCP 시험을 보지만, 외국인들은 international의 I가 붙은 시험을 보게 된다.

쓴 이력서와 경력 관련 첨부 자료들을 들고 갔어야 했다. 게다가 이미 내정자가 있다는 근거 없는 소문까지 돌았다. 이제까지 경험했던 취업 준비와 방법도 다르고 괜히 지원한 건 아닌지 겁도 났다. 여러 번 탈락의 고배를 마셔 본 상태라 어려울 것 같다는 생각에 지도교수님께 전화를 드렸다.

"뭐 내정자가 있다고 하더라도 면접 자체는 경험이다 생각하면 되고, 이력서는 한번 보자."

민망한 마음으로 이력서를 조심스레 내밀었고, 교수님께서는 꼼꼼하게 확인한 뒤 첨삭을 해주셨다. 그리고 준비해 놓은 추천서도 함께 내어주셨고, 마지막으로 면접 지도까지 받을 수 있었다. 지도를 받으니 내가 왜 그토록 면접에서 탈락했는지 알 것도 같았다.

"그 병원이 원하는 방향이 있을 것이고 그것을 너의 경험과 잘 연계해야 한다. 그리고 누구나 면접관 앞에 서면 떨리니까 차라리 긴장된다고 미리 말씀을 드리렴. 여름이기 때문에 옷은 반팔 블라우스를 입는 것이 덜 답답해 보일 거야."

많은 도움을 받고 편하게 면접을 보라는 교수님의 말씀을 새긴 뒤에 긴장되는 마음을 안고 면접장으로 갔다. 면접 순서 및 서류 제출에 대한 담당자의 안내를 듣고 순서를 기다렸다.

"혹시 재킷을 안 가져 왔으면 다른 지원자 분의 재킷을 빌리는 건 어때요?"

면접을 안내하는 직원분께서 혼자 반팔 블라우스를 입고 있는 내가 이상했는지 재킷을 권했다. 하지만 교수님께서 알려주신 대로 하고 싶어 괜찮다고 말하고 그대로 면접을 보러 들어갔다. 면접자는 나 혼자고, 면접관은 8명가량 앉아 있었던 것 같다. 연습했던 대로만 하자고 마음을 다독였다. 면접관님들의 근엄한 표정이 너무 무서웠다. 연습했던 대로만 하자.

"안녕하십니까. 지원자 박수진입니다. 지금 많이 긴장됩니다. 너무 떨리지만 귀엽게 봐주십시오."

너무 떨리는 마음과 웃는 건지 경련인지 모를 표정으로 무사히 내 심정을 먼저 전달했다. 그랬더니 면접관님들이 모두 웃으셨고, 바로 질문을 하셨다.

"혈액형이 Rh- O형이라고 했는데 이 혈액형은 어떤 경우에 헌혈이 가능한지 아시나요?"

실무적인 질문이었다. 하지만 수혈 업무를 직접 해보지 않아 이론밖에 몰랐던 나는 이론적인 대답만 했다. 그러자 면접관님 중 한 분이었던 진단검사의학과 과장님이 추가적인 실제 업무 내용에 대해 첨삭해 주셨다. 이 질문 하나로 면접실 분위기가 밝아졌다. 그 후로 헌혈과 봉사활동에 관한 이야기가 연결되었고 그에 대한 나의 경험담을 말씀드렸다. 면접이 모두 끝나고 밖으로 나갔을 때 같이 면접 봤던 인턴 시절의 동료가 내게 물었다.

"너 왜 이렇게 면접을 오래 봤어?"

사실 면접을 보러 들어가면 내가 어느 정도 시간을 할애했는지 전혀 알 수가 없다. 다른 면접자들의 시간을 확인해보니 대체로 5분 이내에 끝이 났다. 내가 제일 오랜 시간 면접을 봤다고 한다. 이후 최종 합격

통보를 받았고 그렇게 나의 정규직 임상병리사의 삶이 시작되었다.

　이후에 알게 된 사실인데, 내가 지원했던 이 자리의 공고는 많은 채용 웹사이트에 게시되지 않았다고 한다. 그래서 이를 몰라 지원하지 못한 사람들도 꽤 많았다. 원하는 직장이 있다면 꼭 그 병원의 홈페이지를 자주 확인해야 한다. 그리고 면접 자리에서는 반드시 솔직해야 한다. 친구 또는 친한 사람과 함께 면접을 보게 되는 상황에서도 내 마음을 숨기지 말고 "내가 되고 싶습니다."라고 말할 수 있어야 한다. 또한 긴장하면 어색해지기 때문에 "지금 많이 긴장됩니다. 그래도 잘 봐주세요." 정도의 솔직함은 긴장감도, 면접실 분위기도 풀어줄 수 있을 것이다.

　내가 갖고 있는 모든 것을 활용할 수 있어야 한다. 언제 어떻게 질문을 받을지 또는 평가될지 모르기 때문이다. 마지막으로, 사람의 앞일은 어찌 될지 모른다. 소문이 무성한 내정자가 있으면 당연히 안 되겠지만, 실제 존재하는지 아닌지 모른다 하더라도 나만 잘하면 이길 수 있다고 믿어라. 사람의 생각과 말은 힘이 있어서, 잘 다듬어지지 않고 삐뚤어지면 잘못된 방향으로 가기 마련이다. 그렇게 되면 그로 인해 상처받는 일이 생길 수도 있고 본인 스스로도 상당히 민망한 일이 발생할 수도 있다. 내가 잘되면 좋은 일이지만, 그것이 다른 경쟁자가 잘 안되길 바라는 마음이 되지 않기를 바란다.

임상병리사 업무의 재미있는 장점, 실험

한국에서 직장인이라면 누구나 공감하겠지만 납세의 의무를 위한 수익 활동에서 즐거움을 찾기란 마냥 쉽지만은 않은 일이다. 그래도 조금 더 재미있게 일할 수 있는 방법은 분명 있다. 임상병리사로서 나의 경우는 일상생활 속에서 접할 수 있는 궁금함을 해결할 수 있는 간단한 실험이 그것이다.

요구르트 검사

유산균이 장운동에 좋다는 이야기는 자라면서 '술은 간에 나쁘고, 담배는 폐에 나쁘다.'라는 말과 함께 교육받은 말이다. 물론 실제로도 장운동에 필요한 유익한 균이라는 많은 연구 결과가 있다. 그것들이 많이 포함되어 있는 음식 중 하나가 요구르트(yogurt)라는 사실도 말이다.

어느 날, '사 먹는 노란색 요구르트에는 유산균이 거의 없다. 과장 광고다.'라는 정보를 듣게 되었다. 유산균이 아예 없다는 말은 아니었지만 설탕물이란 정보를 접한 이후로는 노란색 요구르트를 거의 먹지 않았다. 물론 그다지 좋아하는 것도 아니었지만.

'진짜 과장 광고일까, 아니면 허위 광고일까?'

취업한 뒤 잠시 하얀색 플레인 요구르트에 빠져 있던 나는 이런 생각이 들었다. 그 무렵 미생물 검사실에 Maldi-Tof(Matrix-Associated Laser Desorption/Ionization Time-of-Flight) 원리가 탑재된 새로운 세균 동정(Identification) 장비가 도입되었다. 세균을 동정한다는 것은 세균을 키우는 배지에서 자란 정체 모를 균의 이름을 찾는 과정인데, 기존의 생화학적 원리를 이용한 동정 방법은 1일의 소요시간이 필요하지만 MALDI-TOF 장비는 세균 고유의 질량을 분석하는 방법으로 3~4시간 정도의 시간으로 세균을 동정할 수 있는 장비다.

'요구르트를 접종해볼까?' 토요일과 일요일에 당직을 섰던 어느 날(주52시간 근무제 도입 전에는 주말 내내 근무가 가능했다), 편의점에서 간단히 요기를 해결하려던 나는 요구르트 앞에 멈춰 서서 이렇게 생각했다. 물론 병에 잘 표기되어 있지만 그래도 내 눈으로 직접 확인한 다음에 알고 먹는 것이 영양학적으로도 기분도 좋지 않을까 하는 생각이 들었다. 이런저런 고민 끝에 제일 좋아하는 맛의 요구르트를 사서 검사실로 들고 가 조심스레 포장지를 뜯었다.

요구르트가 다른 요소에 의해 오염되지 않게 조심히 뜯은 뒤 뚜껑에 묻은 요구르트를 멸균된 루프로 적정량을 따서 BAP배지(Blood Agar Plates)[8]와 MacConkey배지[9]에 접종했다. 그렇게 하루를 배양하고 다음 날 당직 출근 후 확인해보았다. BAP배지에는 초록색의 자잘한 좁쌀 같은 집락이 많이 보였고, MacConKey배지에서는 아무것도 자라지 않았다. 뭔가가 자랐다는 생각에 신기하면서도, 이 균들은 대체 어떤 것이며 유산균 종류는 맞을까 하는 궁금증이 생겼다. 그래서 일부 세균은 현미경 판독을 위한 슬라이드를 만들어 그람염색(Gram stain)[10]을 하고, 일부는 MALDI-Tof 장비를 이용하여 동정했다. 염색상으로는 사슬 형태의 진한 보라색으로 염색된 알균들(Streptococcus 계열)이 보였고 동정 결과에서는 스트렙토코커스 써모필러스(Streptococcus thermophilus)가 동정되었다.

"내가 생각하는 유산균은 락토바실러스(Lactobacillus)인데, 내가 접종을 잘 못했나? 아니면 요구르트가 오염되었나?"

후자의 생각은 잠깐의 위험한 생각이었지만 인터넷 덕분에 금방 아니라는 것을 확인할 수 있었고, 스트렙토코커스 써모필러스가 식품의 약품안전처에서 유산균 균주로 인정한 것들 중 하나라는 것도 알게 되었다. 병원에서 환자의 감염 원인균으로 접하기는 어렵고 매우 생소한

---

8   BAP배지(혈액한천배지): 그람 양성균의 선택 및 비선택 감별배지로 그람 양성균의 여러 가지 동정에 유용하게 사용할 수 있다.
9   MacConkey배지(맥콘키 한천배지): 그람 음성균과 장내 간균을 선택적으로 자라게 하며 락토스 발효균을 감별하는 선택 감별배지다.
10 세균의 세포벽 두께에 따른 염색성상에 따라 그람 양성과 음성으로 크게 분류할 수 있는 염색 방법.

균이었지만 사람에게 매우 유익한 존재라는 것을 알게 되었고, 이후 그 요구르트를 좀 더 맛있게 먹을 수 있었다.

이온음료 검사

몇 년 전, 선생님들과 퇴근 후 간단한 술자리를 가진 적이 있었다. 그때 나는 대학원에 진학 중이었고, 그 자리에 함께 있던 실장님과 그에 대해 많은 이야기를 나눴다. 대화의 맥락은 '호기심'이었다. 정확한 내용은 다 기억나지 않지만 실장님 역시 독특한 호기심을 가진 분이었다.

"이온음료에 젖산(Lactate) 수치가 맞는지 궁금해서 우리 ABGA(Arteric blood gas analysis, 동맥혈가스검사) 장비에 측정해봤더니 거의 비슷하게 나오더라?"

ABGA 장비는 동맥 내의 산소 및 이산화탄소 포화도를 비롯하여 여러 이온 성분들을 분석할 수 있는 장비다. 그중 한 성분이 Lactate이다. 이 성분이 높게 측정된 환자는 어떠한 신체적 문제가 있다고 예측할 수 있다는 것은 알았다. 또한 운동을 좋아해서 근력 운동을 과하게 했을 때 무산소 호흡으로 인한 젖산의 과도한 생성으로 근육 내의 삼투압이 높아져 수분을 많이 흡수하게 되고, 그로 인해 주변에 지나가는 신경을 건드려 통증이 발생하는 것이 '근육통'이라는 것까지는 인지하고 있었다. 그러나 그 무산소 호흡의 대사산물인 젖산이 이온음료의 구성성분인 것은 그날 처음 알았다. 이온음료의 성분을 유심히 관찰하고 분석하면서 마셔본 적은 없었다.

"실장님, 저 그거 나중에 해봐도 돼요?"

그렇게 몇 년이 흘러 교대근무를 하던 날, 응급 검사 중 하나인 ABGA 검사를 담당하게 되었다. 그날도 편의점을 들렀는데, 냉장고 안에 있던 이온음료를 보면서 실장님의 이야기가 떠올랐다. '나도 해볼까?'

이온음료를 사온 뒤 테스트 튜브에 조금 따르고 젖산 항목을 선택하여 검사를 했다. 장비로 이온음료의 다른 성분들도 검사가 가능했지만, 장비는 사람의 수치를 기준으로 하기에 음료에 포함되어 있는 성분의 농도는 검사가 불가했다. 그래서 젖산만 검사했다. 그리고 실제로 거의 비슷한 수치가 도출되었다. '진짜네?'

요구르트를 마실 때처럼 유산균을 생각하며 이온음료를 마신 적은 없었다. 다만 포장지에 표기된 내용이 궁금했을 뿐이고 내가 사용하는 장비에서 검사가 가능한 항목에 한해서라도 같은 결과를 확인할 수 있었다는 것이 신기했다. 이후 맹물만 마시던 나는 가끔 이온음료도 사 먹었다.

아무리 좋아하는 일이고 취미라 하더라도 생계와 연결되는 순간 그 일이 싫어질 때가 있다. 그러나 '이왕 하는 것 알고 하고, 이왕 먹는 것 알고 먹으면 좋잖아?'라는 생각으로 조금씩 깊이 알아가는 것을 좋아하는 성격인 나에게 임상병리사라는 직업은 가끔씩 이러한 재미를 느끼게 해주는 직업이다.

"주방장은 웨이터를 미워하고 웨이터는 손님을 미워한다."

무라카미 하루키의 어느 책에서 본 재미있는 구절이다. 내가 이 전공을 선택한 이유는 교과과정이 흥미로워 보였고 과정을 즐길 수 있을 것이라 생각했기 때문이다. 임상병리사가 되기 전까지는 이 일이 흥미롭고 즐거워 보였기에 그저 얼른 시작하고 싶었다. 그렇게 나 자신을 위해 임상병리사라는 직업을 얻었다고 생각했지만 막상 일을 해보니 고용주를 위한 일이 되었고, 일을 위해 내가 존재하는 것 같았다. 계약 관계에 충실하기 위해 흥미와 즐거움을 내려놓아야 했던 것이다. 나의 호기심과 흥미를 위한 것이 아니라 책임감을 갖고 임해야 하는 부분에서, 아무래도 겁이 나고 어려운 순간들이 많다 보니 지칠 때가 많다. 하지만 아주 가끔씩 이렇게 재미있는 실험들이 시들어가는 뇌를 잠깐이나마 반짝 깨워주고 '은근 즐겁게 즐길 수 있는 직업이야.'라는 생각을 할 수 있게 해준다.

넌 임상병리사 체질이
아니야!

    그룹 가수 SG워너비의 이석훈 님이 운영하는 유튜브 채널에 '학과별 특징과 선입견'이라는 주제의 영상이 하나 있다. 서강대학교에 방문하여 학생들에게 해당 주제에 대한 질문을 했을 때 정치외교학과 학생은 "정치 성향이 뭐야?"라는 대답을, 심리학과 학생은 "내가 지금 무슨 생각을 하고 있게?"라는 대답을, 영문학과 학생은 "생각을 영어로 해?"라는 대답을 했다. 나 역시도 국문학과의 친구에게는 "너, 책 많이 읽어?"란 질문을, 사범대를 나온 친구에게는 "과외 아르바이트가 많이 들어와?"라고 물었던 기억이 있다.

    그렇다면 임상병리사의 직업적 특징과 선입견은 무엇일까? 부서마다 상이하겠지만 대체로 '정적이고 조용하다'는 것이다. 크게 움직이는 것이 아니라 한정된 공간에서 정해진 동선 안에서 조금씩 많이 움직이다 보니 다른 사람이 볼 때 거의 가만히 있는 것처럼 보일 수 있다. 예를 들어 현미경을 본다고 가정했을 때, 의자에 앉아 있는 검사자의 앞에 현미경이 있고 그 옆에는 여러 장의 슬라이드가 있다. 한 장의 슬라이드를 현미경으로 경검한 뒤 다음 슬라이드로 바꾸고 다시 경검하고를 계속 반복한다. 이것은 하나의 예시이지만, 대체적으로 임상병리사의 업무는 동선이 제한적인 움직임의 업무가 많다. 그리고 조용하다. 병원에는 의료인이나 의료기사뿐만 아니라 행정 업무, 안전관리 관련 부서 등 수많은 부서들이 있다. 그중 임상병리사의 일은 표면적으로는 가장 정적인 부서라고 해도 될 정도다.

"검사실에 들어갔더니 검사실 선생님들은 말이 없고 기계 소리만 들리더라고요."

예전에 행정 부서 선생님이 검사실을 방문한 뒤 했던 말이다. 사람을 응대하면서 대화하고 공감을 이끌어내며 무언가를 표현하는 것이 아니라, 환자의 신체 일부를 구성했던 검체들을 분석하며 신속하고 정확한 검사 결과를 도출하는 것이 목표인 이곳은 아무 말 없는 검체에 온 신경이 몰려 있다. 90% 이상이 마이크로 단위로 검사되다 보니 모든 신경이 검체로 쏠려 있는 것이다.

그러면 '임상병리사 체질'이라는 말은 어디서 나온 말일까? 이 단어는 내가 가끔 듣는 말인데, 나뿐만 아니라 어떤 임상병리사든 이 말을 들으면 느껴지는 것이 있을 것이다. 뭔가 조용하고 정적이며 활동적인 것에는 관심이 없을 것 같은 모습 말이다.

어릴 때부터 다양한 운동을 했다. 초등학생 때는 새벽 6시에 강제로 기상하여 동네 뒷산을 등산했고, 한참 성장기였던 중학교 3학년 때가지는 하루 2000개 이상 줄넘기를 해서 지금 또래들에 비해 큰 편이고 친척들 중에서도 두 번째로 키가 크다. 자전거를 좋아해서 강변을 따라 자주 타러 다녔는데 입사 후 자전거를 좋아하는 선생님들과 함께 부산에서 창녕까지 다녀온 뒤로 조금 더 빨리 병원 생활에 적응할 수 있었다. 무엇보다 꾸준히 한 건 근력 운동이다. 워낙 자세가 금방 틀어지는 몸이라 꾸준히 근력 운동을 해서 체형을 잡아주지 않으면 금방 망가져 버린다. 그밖에도 나에게 가장 잘 맞는 운동을 찾기 위해 도전해볼 수 있는 것은 다양하게 다 해봤다. 자전거를 가끔 타는 것을 제외하면 거의 대부분은 혼자 하는 운동이지만 이 조차도 조금 눈에 띄었나 보다.

"오늘도 운동하러 가나?"

자주 듣는 말이었다. 사회 초년생 시절이었던 2010년도 중후반에는 운동이나 활동적인 취미를 가진 직장인들이 주변에 흔치 않았다.

"네, 특별한 일 없으면 가려고요."

매일 꾸준히 한 번도 쉬지 않고 운동을 한 건 아니다. 일주일에 하루 이틀 정도나, 여행 같은 특별한 일이 생기면 쉬었고 꾸준히 6~7개월 운동하고 4개월을 통으로 쉬기도 했다. 하지만 1년 이상을 쉰 적은 없다. 너무 많이 쉬면 이상하게 몸이 망가지는 기분이 들었다. 체형이 틀어지고 군살도 붙고 몸은 둔해지는 것 같았다. 그렇게 몸이 처지면 컨디션도 저하되고 나도 모르게 예민해지는 모습이 싫었다.

"선생님은 확실히 임상병리사 체질이 아닌 것 같다?" "전공 선택을 잘못 한 거 아니야?" 이런 말을 들을 때면 내가 너무 과한 건 아닌지 염려되기도 하지만, 어떡하겠는가. 건강은 유지해야 하고, 주변 사람들에 비해 체력이 나쁘지 않은 이유가 운동인데.

그래도 밖에서 보면 나는 어떤 운동을 해도 잘 못하는 쪽에 속한다. 그리고 워낙 살이 잘 찌는 체질이라 조금만 게을러지면 몸이 퍼지기 때문에 일상생활이나 직장 생활에 영향을 끼친다. 다행히 이런 오랜 운동 습관 덕분에 나이를 먹어도 체력이 꾸준히 유지되고 있고, 근력은 오히려 증가했다. 어릴 때보다 자세도 더 바르다. 나의 체형과 체력의 구성은 8할이 노력이다.

"수진 선생님의 장점이 뭔지 알아? 체력이 엄청 좋다는 거야. 하루 종일 지치는 모습을 볼 수가 없어."

최근 부서 이동을 한 채혈실의 파트장 선생님이 한 말이다. 진지하게 생각해본 적이 없었는데, 나의 체력이 다른 사람에게는 좋아 보였고 그것이 함께 일하는 사람들에게 좋은 생각을 갖게 해줬다는 것이 기분이 좋았다. 사실 교대근무를 하면서 힘듦을 많이 느꼈고, 그것이 다른 사람들에게도 전달되었을까 봐 걱정되기도 했다. 힘들 때는 내 생각만 하는 적도 많았다. 가끔씩 이런 것 같아 걱정했는데, 오히려 그 반대여서 다행이었다. 나의 이런 생각을 함께 교대 근무했던 동료 선생님에게 말했다.

"맞아요, 교대 때 물론 피곤해 보인 건 있었는데 항상 '내가 다 할 수 있어.' 이런 느낌으로 일하셨어요."

동료 선생님도 비슷한 말을 해주었다. 괜히 기분이 좋아졌다. 그저 내 체력과 건강이 걱정되어 꾸준히 한 운동이었고, 과거에는 '임상병리사답지 않아.'라는 농담 같지 않은 농담을 들을 때면 '운동을 줄여야 하나?'라는 생각도 한두 번 했었다. 그런데 차곡차곡 쌓인 운동 경력 덕분에 다른 사람에 비해 상대적으로 덜 지치는 체력이 생겼고, 그것이 함께 일하는 사람들에게도 좋은 인상을 남길 수 있었다는 것이 좋았다. 그리고 더 열심히 관리해야겠다고 다시 한번 다짐하게 되었다.

임상병리사의
직업병

혈관이 걸어다니는 것 같아요

"피 뽑으러 병원에 가면 제 팔을 좋아하더라고요."

대학교 때부터 대외활동을 하거나 외부에서 사람을 만나면 자주 듣는 말이었다. 내 직업이 무엇인지 설명해야 할 때, 어렵게 말하면 이해하기 힘들다 보니 피를 뽑고 그 피를 검사하는 일을 한다고 말하면 십중팔구는 자기 혈관이 좋다면서 팔을 보여주었다. 지금도 가끔 겪는 일이다. 이 직업병의 시작은 아무래도 채혈 업무의 시작이 아닌가 생각한다. 환자가 채혈하러 채혈실로 들어오면 무의식적으로 팔과 손부터 보게 된다. 휠체어에 앉아서 들어오는 환자를 봐도 팔부터 쳐다본다.

검사실에서 근무하던 시절에 겪었던 일이다. 점심시간에 채혈실 옆을 지나가다가 인사하러 들어갔더니 한 선생님이 이렇게 말하셨다.

"멀리서 걸어오는데도 혈관만 보인다. 채혈하러 온 줄 알았네."

옆에 있던 다른 선생님은 "혈관이 걸어 다니는 것 같아요. 진짜 혈관밖에 안 보이네요."라고 말했다.

누가 들어오는지는 이차적인 문제이고, 누군가 채혈실로 진입하면 근무하는 선생님들은 무의식적으로 팔부터 보는 것 같다. 그때는 그러려니 했는데 이제와 생각해보니, 이 직업병은 채혈실 근무를 시작하고 나서부터 생긴 것이다. 그리고 시간이 갈수록 더 심해지는 것 같다. 길거리를 걸어 다니면서도 사람들의 손등을 보게 된다. 그리고 손등의 혈관이 조금만 도드라지면 나비바늘로 시도해보고 싶은 생각이 든다. 사실 나는 굵은 혈관에는 크게 관심이 없다. 한참 실력을 키워야 하는 입장이다 보니 작은 혈관만 찾게 되고, 병원 밖에서도 이러한 습관들이 나도 모르게 나타난다. 이런 이야기를 하면 혈관이 좋은 분들은 본인들의 혈관을 자랑하기도 하고 얇은 경우는 팔을 숨기기도 한다. 당장 피를 뽑을 것도 아닌데 보여주거나 숨기는 모습을 보면 가끔 웃기기도 하고, 그 와중에 혈관을 바라보면서 어떻게 채혈할지 상상하는 나를 보면 어이가 없기도 하다. 이 직업병은 채혈 실력이 향상되면 사라지려나?

점 하나, 토씨 하나에도 민감합니다

점 하나에도 결과 해석이 달라지기에 정확한 검사 결과를 위해 확인하고 또 확인하는 습관이 있다. 처음에는 직업병이라 생각하지 못한 부분이었는데 연차가 쌓이고 난 뒤에 보니 나름 좋은 직업병이라고 생각하는 부분이다. 꼼꼼하게 확인하는 것은 어느 업무나 필요한 일이겠지만 임상병리사는 유달리 더 심한 것 같다. 전화로 검사에 대한 설명을 해야 할 때도 오해의 소지가 생기지 않도록 명확하게 전달하려고 신경을 쓴다.

정보 전달 과정에서 오해의 소지가 조금도 발생하면 안 된다. 명확하게 설명해도 오해가 발생하는 가장 큰 원인은 구두 전달이라고 생각한다. 가끔 일을 하다 보면 전화통화를 하는 경우가 자주 있는데, 그중 "담당 선생님께 전달 부탁드려요."라고 하는 경우가 있다. 하지만 구두 전달이다 보니 상대방도 정신이 없다 보면 인수인계가 안 된 상황에서 시간을 지체할 수도 있고, 잊어버리고 퇴근하는 경우도 있다. 그런 경우가 가끔 발생하다 보니 "통화하신 선생님의 성함을 알려주세요."라고 부탁한 뒤 통화자를 기록해 놓기도 한다.

한번은 어떤 문제로 검사실 전체가 장비와 전산이 연동되지 않아 검사 결과를 병동에서 열람할 수 없었던 적이 있었다. 이런 경우, 고전적인 방식으로 검사가 진행된다. 병동 또는 응급실에서 원하는 검사가 있으면 수기 처방을 낸 뒤, 검사실로 검체와 함께 가져오면 우리는 검사를 하고 수기로 기재를 해주는 방식이다. 검사가 아예 안 되는 건 아니다. 이런 상황에서 전화를 받은 적이 있었다. 상대방은 나에게 "선생님, 아직 전산이 안 되죠?"라고 물었고, 나는 "네, 아직 전산이 안 돌아왔어요."라고 대답한 뒤에 전화를 끊었다. 그런데 다음 날, 검사실에서 검사가 불가하다고 말했다는 이야기가 들려오는 게 아닌가. 그 화살은 하필 어제 당직자였던 내게 날아왔고, 정말 억울한 상황이었다. "전산이 안 되냐고 물어봐서 안 된다고 말한 것이, 왜 검사 거부라는 말이 되나요? 저에게 수기 검사를 해달라는 말을 한 사람은 일절 없었어요. 통화 기록을 찾아보면 안 되나요?"라고 반박했지만, 그때 상황이 어떻게 마무리되었는지는 잘 모른다.

이런 일은 생각보다 비일비재하다. 우리는 정말 있는 그대로 이야기를 하는데 상대방은 우리의 말을 다르게 해석한다. 그래서 임상병리사는 더욱더 정확함을 요구하는 직업이 아닌가 싶다.

코로나 초창기 때 국가에서 전 국민들에게 '재난지원금'을 지급했었다. 나는 동사무소를 방문하여 카드로 발급받았기 때문에 특이점을 찾지는 못했다. 그런데 이 시기에 뉴스에서는 '재난지원금 수령 시 주의사항'에 대한 뉴스가 자주 보도되었다. 이유는 신용카드로 재난지원금을 수령할 때 '전액 기부' 체크박스가 뜨는데, 무심코 이 체크박스를 눌렀다가 지원금이 전액 기부되는 경우가 허다하다고 했다.

이 당시에 대학원 수업을 위해 학교에 갔을 때 그날 이 주제로 잠깐 이야기가 나온 적이 있었다.

"다들 재난지원금 잘 수령하셨나요?"

교수님이 선생님들에게 질문을 하셨다. 모든 선생님들이 문제없이 잘 수령했다고 대답했다. 그러자 교수님이 이어서 말씀하셨다.

"이게 임상병리사 직업병입니다. 점 하나, 토씨 하나에도 워낙 민감하게 생각하죠. 직업 특성상 마이크로 단위의 것들을 주로 다루고 온도

1, 2도 변화에도 검사 결과에 영향을 미칠 수 있다 보니 항상 예의주시하는 직업이니까요."

워낙 지침이라는 것이 명확하기에 예상치 못한 변수가 생기지 않도록 항상 지침서를 읽을 수 있게 근무용 컴퓨터에 준비되어 있다. 심지어 우리 병원에는 이런 검사에 대한 안내를 우리뿐만 아니라 타 직종 선생님들도 볼 수 있도록 상세하게 설명된 '검사항목에 대한 설명'을 마련해 놓았다. 정말 그대로만 하면 아무 문제가 없다. 하지만 이걸 꼼꼼하게 읽고 그대로 따르는 것은 우리의 직업 특징일 수도 있다는 생각을 가끔 한다. 충분히 설명되어 있음에도 문의 전화는 끊이지 않고 오기 때문이다. 재난지원금 수령 관련 팝업창도 이 부분의 연장선이 아닐까?

조금 더 주셔야 해요

애주가다 보니 가끔 위스키를 마시러 단골 바에 간다. 위스키는 ml 또는 oz 단위로 판매를 하는데, 가끔은 조그마한 비커(beaker)를 사용하여 소분한 뒤에 손님에게 주문받은 술을 제공한다. 내가 닷지(바 자리)에 앉아 한 잔을 주문하면 내 앞에서 비커에 소분한 뒤 위스키잔에 술을 제공해주는데, 그때마다 정량을 따르는지 예의주시하게 된다.

'사장님, 조금 부족한 것 같은데요? 술이 비커의 눈금보다 밑에 있어요.'

회식을 하러 가면 초반에는 소맥을 만드는 경우도 있다. 그때 소주를 먼저 붓고 그 위에 맥주를 붓게 되는데, 소주의 정량을 맞추기 위해 고개를 숙이고 자세히 보게 된다. "임상병리사는 정도관리가 생명이지." 소주의 양이 일정하다 판단되면 그 위에 맥주를 붓는다. 이 또한 일정하게 소분되었다 판단되면 다들 시원하게 목을 축이면서 회식이 시작된다.

정도관리가 업무의 거의 대부분이다 보니 사적인 자리에서도 이로부터 비롯된 행동들이 나오는 장난스러운 상황이 연출되기도 한다.

변비에 걸렸어요

모든 부서에 해당하는 것은 아니고, 체질에 따라 또는 상황에 따라 차이가 있을 수 있다는 점을 미리 언급하고 이야기하겠다.

임상병리사치고는 상당히 활동적인 날들을 보냈던 나는 최근 채혈실로 부서 이동을 하게 되었다. 그 덕에 움직임이 둔해지고 앉아서 일하는 시간이 길어지면서 3주 차 때 변비로 고생을 했었다. 물론 지금은 언제 그랬냐는 듯이 다시 기존의 상태로 돌아왔지만, 그 당시는 상당히 고역이었다. 하루 종일 채혈실에서 근무하는 것이 처음이었기에, 업무 시간 내내 앉아 있는 것이 어색했다. 하지만 앉아서 채혈해야 보는 사람의 입장에서도 안정감이 있어 보일 것이라는 생각에 일부러 앉아서 채혈하는 습관을 가지려고 노력했다. 그렇게 2주 동안 일하고 3주 차가 되니, 갑자기 장이 움직이지 않았다. 어느 순간 몸이 갑갑해졌고 속이

더부룩해졌으며 변비로 인해 피부에 트러블이 생기는 것도 확인할 수 있었다. 그리고 스스로도 몸에 노폐물이 쌓인다는 생각에 불쾌해서 사람들을 피하기도 했다.

그러던 그 주의 마지막 날, 고개를 돌릴 여유가 생겨 옆에 앉아 있는 선생님들이 채혈하는 모습을 봤다. 베테랑인 걸 알고 봐서 그런지 서서 채혈하는 모습조차도 여유 있어 보였다.

"예전에 병동 채혈을 했던 경험 때문인지는 모르겠는데 서 있는 것이 불편하지가 않아요. 또 혈관이 잘 안 보이는 환자의 경우는 위에서 보면 팔 전체가 보이거든요."

그 전에는 주로 앉아서 근무하는 선생님들의 모습만 봐서 편견이 있었던 것 같다. 이후 유연하게 자세를 바꿔가며 일한 덕분에 나의 장운동은 다시 활발해졌다. 근무 형태가 바뀌어서 그럴 수도 있지만 앉아서 일을 해야 하는 부서의 경우는 이러한 직업병도 생길 수 있으니 자신만의 극복 방법을 찾아보길 추천한다.

(제3장)

병원 내
임상병리사는

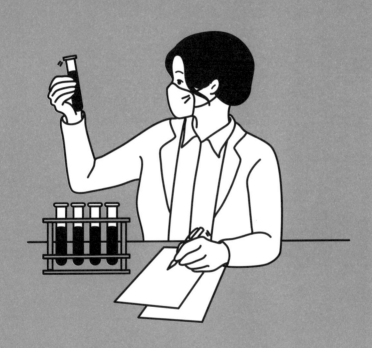

어떤 부서에서
어떤 업무를 할까?

임상병리사는
검사자다

　내 직업에 대해 소개를 하는 입장에서 '과연 임상병리사의 병원 내 업무 분야를 충분히 설명할 수 있을까?'라는 생각을 하게 된다. 생각보다 다양한 곳에 임상병리사 선생님들이 근무하고 있는데, 특정 분야의 전문성이 상당히 요구되는 임상병리사의 특성상 처음 입사할 때부터 큰 맥락이 정해진다. 그리고 은퇴를 하지 않는다면 그 큰 맥락 안에서 조금씩 업무가 바뀐다.

　임상병리사의 또 다른 호칭에는 '검사자'라는 말이 있다. 임상병리사의 업무 영역에 대해 이야기하기 전에 먼저 간단하게 용어를 살펴보도록 하자.

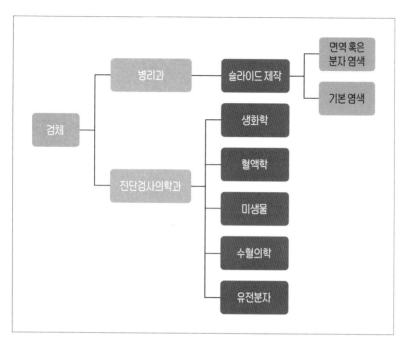

병리과와 진단검사의학과의 검체 이동

- 측정(Measurement): 어떠한 장비나 도구를 이용해서 일정한 양을 기준으로 하여 같은 종류의 다른 양의 크기를 재는 일. 일반인도 할 수 있다.
- 검사(Examiniation): 측정의 과정을 통해 도출되어진 수치화된 결과가 의학적 행위에 활용될 수 있는지 없는지 판단하는 일. 사실이나 일의 상태 또는 물질의 구성 성분 따위를 조사하여 옳고 그름과 낫고 못함을 판단하는 일.

은행을 가면 혈압을 측정할 수 있는 장비가 있는데 많은 사람들이 그 장비를 통해 혈압을 '측정'한다. 또한 당뇨를 진단받은 환자들은 개인용 혈당 측정기가 있어서 매일 집에서 본인의 혈당을 '측정'하고 관리할 수 있다.

앞의 예로 보듯이 '측정'은 누구나 할 수 있는 일이다. 하지만 '검사'는 검사 행위를 할 수 있도록 허가된 '임상병리사만'이 할 수 있는 일이다. 〈의료기사 등에 관한 법률〉에 따르면, 의료기사의 업무 영역을 '검사하는 사람'이라고 정의하고 그중 임상병리사의 업무 영역을 '각종 화학적/생리학적 검사를 수행하는 사람'이라 일컫는다. 이처럼 임상병리사는 업무를 할 때 '검사' 행위를 한다고 말하지 '측정' 행위를 한다고 말하지 않는다. 검사 행위는 어떠한 장비를 통해 도출된 결과가 신뢰할 수 있는 결과인지 아닌지에 대한 판단을 '정도관리'라는 행위를 통해 검증하고 검사하는 것이다.

이렇게 '검사'를 하는 사람, 즉 검사자인 임상병리사의 검사 업무 영역을 크게 세 가지로 나눠서 살펴보려 한다. 세 가지 영역은 '진단검사의학과' '병리과' '생리기능 검사'다.

진단검사의학과

진단검사의학과는 크게 검체를 채취하는 채혈실과 그 검체를 검사하는 검사실로 분류된다. 검사 행위는 크게 검체 채취 과정과 분석 과정으로 나눌 수 있다. 채혈 행위는 검체 채취 과정으로 검사 행위에 포함되는데, 그 이유는 분석 전 단계부터 분석하고자 하는 검사 항목에 대한 정확한 채혈 단계를 이행함으로써 분석 전 오차를 줄일 수 있기 때문이다. 분석 전 단계인 채혈이 정확히 이루어졌을 때 정확한 검사 결과를 도출할 수 있다.

그리고 병원마다 또는 검사 센터마다 업무 분류의 기준이 조금은 상이할 수 있지만 검사실은 공통적으로는 생화학, 면역학, 혈액학, 요체액, 수혈의학, 미생물학, 유전분자학 검사실로 분류된다.

채혈실

채혈실은 외래 환자의 채혈을 주업무로 하는 곳이다. 당일 진료를 받기 전에 또는 가능한 경우, 담당 의사의 허락 하에 미리 채혈을 하고 검사를 받기 위해 방문하기도 한다. 채혈실의 주업무는 채혈이지만 혈액 외에 환자 스스로 소변이나 대변을 채취하여야 하는 경우 검체 채취에 대한 안내를 하기도 한다. 채혈의 경우는 '정맥혈'에 한해서 하고 있다. 만약 외래 환자의 동맥혈을 채취해야 하는 경우는 담당 의사가 직접 수행한다.

이처럼 채혈실에서 일하려면 채혈뿐만 아니라 검사 항목에 따른 검체 및 검체 채취 방법에 대한 정확한 이해가 있어야 한다. 채혈을 하기 위해 채혈실을 방문한 환자는 그저 주사를 팔에 꽂아 피를 뽑는 과정이 아프고 무서울 뿐 임상병리사들이 어떤 순서로 채혈하고 어떤 혈액 보틀(bottle)을 이용하는지는 보기 어려울 것이다. 하지만 이 부분이 매우 중요하다. 보틀의 색은 가지각색이다. 검사하고자 하는 항목에 따라 혈액을 굳혀야 하는지 또는 굳히지 말아야 하는지부터, 만약 항응고제가 포함된 보틀을 사용해야 한다면 어떤 검사 항목에 어떤 항응고제가 사용되어야 하는지에 대한 이해가 필요하다.

예를 들어 A라는 환자의 처방에 혈액배양 검사, 혈액응고 검사, CBC(Complete Blood Cell Count) 검사, 간기능 검사, 비뇨기 배양이 있다고 가정해보자. 첫 번째로 환자에게 본인 확인을 하고, 그다음으로 채혈을 준비할 것이다. 이때 만약 환자가 화장실이 급하다고 하면 소변을 먼저 받도록 안내하고, 급하지 않다고 하면 채혈을 먼저 한다. 환자의 양팔에서 중심 정맥을 찾고 요오드로 채혈할 부위의 주변을 소독한다. 여러 개의 tube에 연속 채혈 시 첨가제 혼입, 미세응고 형성 등에 의해 검사 결과에 오류가 발생할 수 있으므로 '권장 채혈 순서'에 따라 채혈하도록 한다. 권장 채혈 순서의 경우는 진공관을 사용하느냐 주사기를 사용하느냐에 따라 달라질 수 있고, 몇십 개의 채혈 용기가 있기 때문에 어떤 용기를 사용하느냐에 따라 조금씩 달라질 수 있지만 임상에서 가장 흔하게 사용하는 채혈 용기의 순서는 '혈액배양 용기 → Sod. citrate → SST(or Gel Tube) → Heparin → EDTA'이다.

왜 이 순서로 할까?

첫 번째로 혈액배양 검사는 '배양' 즉, 혈액 내 세균의 존재를 의심하고 그 세균의 존재 유무를 밝히기 위한 검사다. 혈액은 무균 상태이기 때문에 극미량의 균이 존재한다 하더라도 배양 검사에서 양성이 확인될 수 있다. 혈액배양이 채취 과정에서의 문제가 아닌, 환자의 감염이라면 패혈증의 위험이 있기 때문에 이를 위한 치료가 필요하다. 따라서 환자의 피부 자체에 존재하는 상재균까지 충분히 소독한 뒤에 첫 번째로 혈액배양을 위한 혈액배양 보틀에 혈액을 채취한다.

다음은 혈액응고기능 검사를 위한 'Sod. citrate'이다. 주로 혈액응고기능 검사에 이용되는 이 항응고제는 다른 항응고제의 미세한 혼입이 결과에 영향을 미칠 수 있다. 따라서 혈액배양을 해야 한다면 그다음으로, 아니라면 가장 먼저 채혈한다. 이때 가장 중요한 부분이 '비율'이다. '환자 혈액 : 항응고제 = 9:1'의 비율에서 많이 벗어나면 도출되는 결과에 큰 영향을 미칠 수 있다. 물론 모든 검체가 혈액 채취량이 중요하지만 그중에서 가장 예민하게 결과에 영향을 받는다.

다음 순서인 'SST'에는 응고 촉진제인 Silica 입자들이 포함되어 있는데 앞의 혈액응고 검사에 영향을 미치므로 다음 순서로 채혈한다.

다음은 'Heparin'과 'EDTA'이다. Heparin은 다른 튜브에 혼입이 되더라도 혈액응고 검사 외에는 상대적으로 영향을 덜 미치기 때문에 그다음 순서이고, 반대로 EDTA는 다른 튜브에 혼입되면 다른 결과에 큰 영향을 미치기 때문에 나중에 채혈을 한다. 물론 이런 내용만 놓고 본다면 'Heparin이 EDTA에는 섞여도 된다는 소리인가?' 또는 'SST에는 Citrate가 섞여도 된다는 소리인가?'라는 의문이 들 수 있다. 앞의 내용은 주사기로 채혈을 했을 때의 경우이고 진공관을 사용하면 항응고제가 포함된 튜브 안으로 혈액이 바로 주입되기 때문에 달라진다.

사실 채혈 순서에 대한 지침은 생각보다 자주 변경되고 있다. 지금도 끊임없이 순서에 대한 오류를 연구하며 권장사항을 수정한다는 뜻이다. 〈Clinical&Laboratory Standards Institute, CLSI Guidelines: 진단검사의학 분야의 국제 표준을 제시하는 국제적 기구〉의 권장사항으로는 주사기와 진공관 공통으로 '혈액배양 용기 → Sod. citrate → SST(or Gel) → Heparin → EDTA' 순서를 권장하지만, 이 순서는 언제든 바뀔 수 있기 때문에 공부하고 숙지하여야 한다.

생화학 검사실

생화학 검사실은 '생화학 원리'를 이용한 검사 항목들을 다루는 곳이다. 보통은 가장 기본적인 검사 항목을 다루는데 흔히 말하는 '간기능 검사' 또는 '신장기능 검사'가 여기에 포함된다. 수십 개의 검사 항목들을 검사하는 기본적인 원리는 '비색법'과 '비탁법'이다. '비색법'이란, 검사하고자 하는 항목과 특정 시약이 반응하여 색깔이 변했을 때 그 변화에 대한 흡광도를 측정하고 수치화하는 것이다. '비탁법'도 마찬가지로, 검사하고자 하는 항목과 그것을 검사하기 위한 시약이 반응하여 해당 항목의 유무 또는 농도에 따라 탁도가 변하기 시작할 때 그것에 빛을 쏘아 흡광도를 측정한 뒤 수치화하여 결과를 도출하는 것이다. 이렇게 도출된 결과들을 믿을 수 있는지에 대해서는 정도관리를 시행한다.

혈액학 검사실

혈액은 크게 혈구와 혈장으로 구성된다. 혈액학 검사실에서는 혈액의 구성성분인 혈구들이 적절하게 이루어져 있는지, 그렇지 않다면 그 원인이 무엇인지를 본다. 또한 혈액은 인체를 구성하는 조직 중 하나로 심장박동에 의해 전신을 이동하면서 복잡한 기전을 통해 적절한 흐름을 유지해야 하는데 그 부분에 문제가 있는지, 있다면 혈구의 문제인지 혈장 내 성분의 문제인지를 분석하는 곳이다.

혈구의 구성성분은 적혈구, 백혈구, 혈소판으로 이루어져 있다. 적혈구의 문제로 인한 빈혈이나 기타 질환이 발생하게 되면 적혈구를, 백혈구에 의한 백혈병이 발생한다면 어떤 종류인지를 확인하기 위해 백혈구를, 혈액 응집에 관여하는 혈소판의 문제가 있다면 현미경을 통해 혈소판의 형태와 개수를 점검하고 판독하는 업무가 주를 이룬다. 그리고 순환기계에 질환이 있는 환자와 외부 장비에 의해 혈액순환이 이루어지는 환자는 약물을 사용하는데, 약물의 용량이 적절하게 유지되기 위해 응고인자와 관련된 많은 검사를 시행하는 곳이 바로 혈액학 검사실이다.

이 외에도 다양한 검사들이 있지만 병원마다 상이할 수 있기 때문에 공통적인 부분만 이야기하겠다. 아무리 기계가 좋아지고 발달한다 하더라도 사람의 기술이 필요한 부분이 있다. 바로 현미경 판독이다. 아직은 정상세포와 혈액 내에서 발견되면 안 되는 세포들을 기계가 구분하는 것이 어렵기도 하고, 장비에서 측정하는 세포 수와 검사자가 판독했을 때의 결과가 다를 수 있다. 이런 경우 최대한 정확한 검사 결과를 도출해야 하기 때문에 검사자의 판단이 필요하다. 결국 검사자의 육안으로 직접 판독을 하기 때문에 혈액학 검사실 업무는 세포들을 구분할 수 있는 숙련된 기술을 필요로 한다.

미생물 검사실

'감염'의 사전적 의미는 '병원체인 미생물이 동물이나 식물의 몸 안으로 들어와 증식되는 것'이라고 한다. 이렇게 사람의 몸 안에 어떠한 미생물이 침입하여 질병을 일으켰을 때 그 원인 미생물을 찾아내고 나아가 그것을 치료하기에 적합한 약제를 찾아내기도 한다.

환자의 하부 호흡기 감염이 의심되어 객담을 채취하면 미생물 검사실로 접수된다. 세균에 의한 감염이 의심되지만 감염의 원인균은 워낙 다양하므로 감염을 일으킨 균을 찾아야 한다. 그러기 위해서는 세균을 배양하기 위한 배지에 객담을 접종한 뒤 하루를 키운다. 다음 날 배지를 확인하고 감염을 일으킬 수 있는 균이 자랐으면 동정, 즉 균명을 확인하고 그것에 맞는 항생제 검사를 진행한다. 호흡기 감염을 일으키는 흔한 균종 중 하나가 폐렴간균(Klebsiella pneumoniae, 클렙시엘라 뉴모니아)인데, 이름에서 알 수 있듯이 폐렴(pneumoniae)을 일으키는 균이다. 이 균은 그람 음성의 막대균이고 장내세균으로 분류된다.

이렇게 동정이 되었으면 다음 단계로 10~20개의 장내세균속의 치료약제에 대한 항생제 감수성 검사를 시행한다. 항생제 감수성 검사 결과가 확인되고 특별한 문제가 없다면 임상에 보고된다. 여기서 말하는 특별한 문제는 다제내성균의 감염 유무인데, 요즘 흔히 알려진 슈퍼박테리아가 기승을 부리고 있어서 만약 이와 관련된 균이 발견되면 감염 관리를 위한 여러 가지 조치가 이루어진다. 비단 호흡기뿐만 아니라 인체 어느 부위든 감염이 의심된다면 그것의 원인을 찾는 곳이 미생물 검사실이다.

항생제 오남용이 전 세계적으로 문제가 되면서 정확한 약물 사용의 중요성이 대두되고 있다. 그와 동시에 병원 내 미생물 검사실의 역할이 많이 중요하게 여겨지고 있다. 특히 처음 발견된 이후부터 꾸준히 증가하고, 국내에서도 처음 발견된 이래로 기하급수적으로 증가하고 있는 CRE(Carbapenem resistance enterobacteriaceae: 카바페넴 내성 장내세균속균종)는 카바페넴 열의 아주 강력한 약제에 내성을 나타낸다. 물론 장내세균의 경우는 이름 그대로 사람의 장내에 정상적으로 존재하는 균속이다. 하지만 면역력이 약한 어린아이나 노인 및 기타 환자들은 외부 병원체를 방어할 수 있는 능력이 부족하므로 이런 면역이 약한 환자가 만약 CRE에 감염되면 이들이 사용할 수 있는 항생제의 종류가 상당히 제한적이게 된다.

인류가 처음 '페니실린'이라는 항생제를 발견함과 동시에 이에 대한 내성균이 발생하고 더 강한 항생제를 발견하거나 개발하면 그에 대한 또 다른 내성균 출현의 반복이다. 지금도 현재진행형이다. 내성균의 출현을 막는 것은 불가능에 가깝다 하더라도 이에 대한 위험을 최소한으로 줄일 수 있는 방법은 올바른 약제를 사용하는 것이다. 이를 위해서는 정확한 감염의 원인을 찾아야 하고, 이에 적합한 항생제를 복용하여 치료해야 한다. 그것을 찾는 곳이 미생물 검사실인데 진단검사의학과 내에서도 이곳은 감염이 의심되는 검체를 다루고 감염원들을 배양하는 곳이다 보니 상당히 외진 곳에 위치한다. 그래서 가끔은 존재가 잊히기도 하지만, 그래도 그 보이지 않는 곳에서 수많은 환자들이 적절한 처방을 받을 수 있도록 여러 선생님들이 고군분투하고 있다.

수혈의학 검사실

수혈할 때 혈액형이 일치해야 한다는 것은 많은 사람들이 알고 있는 사실이다. 만약 A형 환자에게 B형 혈액을 수혈하면 환자 혈액 내의 항체와 수혈된 B형의 혈구가 만나 반응하게 되고, 이는 환자의 인체에 심각한 위험을 초래한다.

이와 같이 안전한 수혈을 위해 수혈을 받으려는 환자에게 가장 안전한 혈액을 공급하는 곳이 수혈의학 검사실이다. 그러기 위해서 환자의 정확한 혈액형 검사가 진행되어야 하는데, 우리가 흔히 알고 있는 ABO, Rh형을 비롯하여 환자가 안전하게 수혈 받을 수 있는 상태인지 비예기항체라는 항목을 함께 검사한다. A, B, O, AB형 및 Rh형이 명확하게 확인되고 비예기항체가 환자로부터 발견되지 않는다면 혈액원에서 공급된 환자와 같은 혈액형의 혈액을 마지막으로 교차 시험을 한다. 여기서도 특이사항이 없다면 해당 혈액은 환자에게 전달된다.

하지만 만약 이식 또는 약물 치료 때문에 혈액형이 명확하게 확인되지 않는다거나 또는 특정한 이유로 환자에게 비예기항체가 발견된다면 수혈을 받게 될 환자에게 가장 적합한 혈액을 찾아야 한다. 그것이 수혈의학 검사실의 주업무다. 사람의 적혈구에는 혈액형을 결정하는 다양한 항원이 존재하는데 흔히 알려진 것이 ABO/Rh이고, 이 밖에도 일상에서는 크게 다루지 않는 수많은 항원들이 존재한다. 예를 들어 수혈을 받아야 하는 환자가 anti-E라는 비예기항체를 갖고 있다고 가정하면, 이 환자는 E 항원이 존재하는 혈액을 수혈 받을 수가 없다. E 항원이 없는 혈액을 찾고 교차 시험을 하여 문제가 없다는 것을 확인하는 것이 수혈의학 검사실에서 이뤄지는 업무다.

아직은 인공 혈액이라는 것이 없기 때문에 대량 출혈이 있는 환자는 타인의 혈액을 수혈 받아야 한다. 이때 혈액을 필요로 하는 환자에게 가장 적합한 혈액을 공급하는 역할을 하는 곳이기에, 어쩌면 가장 위험부담이 큰 부서가 아닐까 생각한다.

유전분자 검사실

초등학생 때 〈RNA〉란 드라마를 본 적이 있다. 드라마의 주제는 인간 유전자 배열의 설계도라 볼 수 있는 게놈 지도의 초안이 완성됨으로 인해 그동안 상상만 했던 인간 복제와 유전자 변형에 대한 것이었다. 드라마는 이러한 유전자의 정보 발견으로 인해 인간의 삶이 풍요롭고 좀 더 건강해졌지만, 그 이면에는 인간의 존엄성에 대한 위협이 도사리고 있다는 내용을 중심으로 이야기를 풀어나간다. 임상병리사의 업무 중 가장 최근에 비중이 높아지기 시작했고, 교과과정에서의 비중 역시 높아진 지 오래되지 않은 '유전체'를 다룬 이 드라마는 2000년도 당시 참으로 신박하고 획기적이었다. 하지만 그 당시 나는 초등학교 3학년으로 너무 어렸기 때문에 유전물질에 대한 지식이나 상식이 전무했다. 그래서 여름마다 방영되던 '전설의 고향' 현대판이라는 생각만 했던 것 같다. 호러물 장르의 드라마이며, RNA는 사람을 죽이는 독약인 줄만 알았던 나는 고등학교 2학년이 되어서야 그 정체를 알게 되었다.

'센트럴 도그마(Central dogma)'라는 이론이 있다. DNA 이중 나선(double-helix) 구조를 발견한 프랜시스 크릭(Francis Harry Compton Crick)에 의해 1958년에 제안된 개념으로, 유전 현상의 핵심이 되는 유전 정보의 흐름을 나타낸 것이다.

DNA라는 유전물질은 RNA라는 물질로 자신과 같은 유전물질을 만들어내는데 이 과정을 '전사(Transcription)'라고 한다. 그리고 RNA로부터 단백질이 만들어지는데 이 과정을 '번역(Transration)'이라고 하며, 이 단백질의 형태는 매우 다양하다. 우리 몸의 피부가 될 수도 있고, 혈액세포가 될 수도 있으며, 몸속의 효소가 될 수도 있다. 사람마다 이러한 유전정보는 조금씩 차이가 있고, 종(species) 간에 차이가 있을 수 있으며, 세균 또는 바이러스 역시 그들만의 유전정보를 갖고 있다. 이러한 유전정보를 토대로 질병이나 감염 여부를 검사하는 곳이 바로 유전분자 검사실이다.

암은 대부분 특정한 이유로 인한 변이(Mutation)인 경우가 대부분인데, 이러한 유전자 변이를 검사하기도 하지만 생물체도 무생물체도 아닌 애매한 존재인 바이러스의 유무를 확인하기도 한다. 최근 전 세계적으로 가장 큰 골칫덩어리였던 코로나19(corona virus disease 2019, COVID-19)의 감염체였던 Novel-Coronavirus의 확진 또한 유전분자 검사 기법 중 하나인 중합효소 연쇄반응(Polymerase Chain Reaction, 이하 PCR) 기법을 이용하여 검사한다. 또한 이식과 관련된 검사를 하기도 한다. 누군가 특정 장기를 타인으로부터 이식 받아야 하는 경우 그것이 거부반응을 일으키기 때문에 잘 맞는 장기를 이식해야 하는데 잘 맞는지를 확인하는 곳이 유전분자 검사실이다. 치료 목적을 위해 이식을 받았는데 내 몸에서 맞지 않는다고 배척해버린다면 그 거부반응으로 인해 큰 문제가 발생한다. 따라서 그러한 문제를 방지하기 위해 적합한지 보는 과정이 필요한 것이다.

이 외에도 면역 기법을 이용한 검사실이나 소변이나 체액의 성분을 분석하는 검사실도 있다.

병리과

〈굿 닥터(The Good Doctor)〉라는 미국 드라마가 있다. 아스퍼거증후군을 앓고 있는 '숀'이라는 의사가 병원에 힘겹게 입사하고, 그가 겪는 다양한 에피소드를 소개하는 드라마다. 시즌 1의 9화에 병리과의 임상병리사가 꽤 길게 등장하여 집중해서 본 적이 있다. (병리과와 관련된 사건에는 숀이 아닌 선배 의사가 등장한다.) 실습을 제외하고는 병리과에서 일한 경험은 없지만 병리과 업무에 대해 이상하게 표현한 것 같아 현재 병리과에서 근무하는 친구와 후배에게 해당 편을 직접 봐달라고 부탁했다.

내용을 잠깐 이야기하자면, 팟캐스트의 아나운서(드라마 내에서 'Potcast audience'라고 언급했지만 정확한 해당 직업의 한글 명칭을 몰라 이렇게 표시함)라고 자신을 소개한 엘리자베스는 목에 생긴 결절을 조직검사하게 된다. 그리고 검사 결과를 토대로 후두를 완전히 절제할지 말지에 대해 정해지는 상황이었다. 드라마상의 내용에서는 결절이 악성 신생물이라면 후두 전체를 제거해야 하고 목소리를 잃는다. 어느 누구나 목소리는 중요하겠지만, 엘리자베스는 아나운서이기 때문에 특히나 직업적으로도 목소리가 매우 중요했다. 여하튼 조직검사를 위해 결절을 생검(Biopsy)했지만 해당 조직을 분실하는 일이 발생한다. 이제부터가 문제다. 조직을 분실한 클레어라는 의사가 병리과의 모든 검체를 샅샅이 뒤지는데, 그 모습을 보던 병리과의 임상병리사는 검체가 검사실로 운반되지 않았다고 말한다. 하지만 클레어는 분명 조직을 채취한 뒤 옮겨 담는 모습을 봤다며, 계속 병리과 내에서 검체를 분실한 거라고 의심한다. 클레어와 임상병리사는 중간에 운반한 직원에게 묻고 운반한 직원이 이동한 경로를 뒤져보았지만 결국 찾지 못한다. 이후로도 계속 병리과 내를 샅샅이 뒤졌지만 조직을 찾지 못한 클레어는 엘리자베스에게 조직을 분실했다고 말하면서, 시간이 많이 지체돼서 결절이 양성인지 음성인지 알 수 없게 되었다며 후두 절제를 제안한다. 그렇게 엘리자베스의 수술은 결정된다. 수술대에서 수술이 진행되기 직전 클레어는 검체가 바뀌었음을 의심하게 되고, 기억을 되짚어 결절 조직을 찾아낸다. 급하게 조직 표본을 제작하여 확인한 결과 악성 종양이 아니었기에 엘리자베스는 후두 절제를 할 필요가 없었다는 훈훈한 결말로 끝이 난다.

아마 드라마였으니 가능했던 따뜻한 결말이었지만 이 상황은 병리과에서 근무하고 있는 직원의 검체 관리 소홀이 아닌 수술실 내에서 조직 고정제인 포르말린 통에 조직을 옮겨 담는 과정에서 검체 정보 표시를 잘못하여 발생한 사고였고, 몇 초만 더 늦었다면 환자 신체에 큰 문제를 일으킬 뻔한 사건이었다. 환자 및 검체 정보를 이중 삼중으로 확인하지 않았기에 발생한 오류였던 것이다.

해당 편을 보면서 아무리 내가 근무해본 적 없는 병리과라 하더라도 '이건 아닌 것 같은데?'라는 생각이 들었다. 내가 부탁해서 그 내용을 본 친구들의 첫 번째 반응은 '말이 안 되는 것투성이'라고 했다. 그러면서 실제 병리과의 업무 내용이 드라마와 무엇이 다른지 설명해주었다. 조직의 경우는 운반되어 병리과에 도착하면 운반하는 직원과 함께 이중으로 확인하고 장부에 검체를 받았음을 확인한다. 조직은 재채취가 거의 불가능한 검체라 운반 및 접수 과정 그리고 검체를 다루는 과정이 매우 중요하고 더욱 신중하게 이뤄져야 한다. 그리고 전산으로 '접수'를 한다. 검사실에서 말하는 접수의 의미는 곧 '도착'이라는 의미다. 즉 검사실에 접수되었다는 것은 검체가 검사실에 도착했다는 것으로, 접수가 되었다면 이 이후에 발생하는 문제는 병리과의 소관이 된다. 그래서 어떤 병리과는 검체 이동을 확인하기 위해 접수대에 CCTV를 설치하는 경우도 있다. 하지만 드라마상에서는 이런 과정이 전혀 없었다. 그리고 병리과에 검체가 없었다면 검체 채취 장소인 수술실도 수색해야 하고 해당 직원을 다 소집해야 하는데 의사 한 명과 상황을 모르는 병리사 한 명만이 고군분투하는 모습을 보여주었다. 마지막으로 조직 검체를 분실했음에도 웃으며 아름답게 마무리된다니, 사실 병원에서 근무하는 직원으로서 이 편을 보면 말이 안 되는 부분이 꽤 많다.

결론적으로 드라마의 특정 내용을 언급한 이유는 그 내용의 핵심이 '조직 분실'이었고 그것이 환자에게 얼마나 중대한 영향을 끼치는지를 알 수 있는 부분이기 때문이다. 진단검사의학과에서 다루는 혈액 검체의 경우는 재채혈이 잦다. 물론 드라마와 같이 분실 때문이 아니라 잘못된 혈액 채취 또는 채혈 과정 중 발생한 혈액의 상태나 결과 이상 등의 이유 때문이다. 입원한 환자들은 컨디션이 많이 나쁜 상황이기 때문에 이러한 재채혈 상황이 비일비재하다. 하지만 조직은 재채취가 불가하다. 물론 하려면 할 수는 있겠지만 드라마상에서는 분실한 조직을 대신한 검체 재채취를 선택하지 않고 후두 절제라는 수술을 선택하였다. 조직은 재채취가 매우 어렵다는 문제뿐만 아니라 한 사람의 인생을 이렇게 바꿀 뻔할 수도 있는 위험한 검체인 것이다.

이렇게 병리과는 임상병리사의 업무 중에서도 더욱이 신중해야 하고 긴장해야 하는 업무를 담당하는 곳이다. 주로 환자로부터 채취한 조직 검체 또는 세포 검체를 이용하여 검사하고, 조직 검체의 경우는 검사 결과를 토대로 최종 진단을 하기도 한다. 드라마의 내용처럼 수술 전의 치료 방향을 설정하기 위함도 있지만 수술실에서 수술 중에 오는 조직을 검사하여 이후의 치료 방향을 정하기도 한다. 여기서 잠깐 언급한 것은 후두의 결절이지만, 병리과에서 다루는 검체는 매우 다양하다.

조직검사학은 넓은 의미로 정상 및 병적 조직의 형태 관찰을 위해 필요한 현미경적 표본 제작 기술을 연구하는 학문이다(조직검사학 제4판). 조직은 서로 연계된 세포들의 집단으로 구성되는데, 조직을 구성하는 세포의 형태에 문제가 생기면 그 문제의 세포들이 모여 이상한 형태의 조직을 만든다. 이렇게 세포가 모여 조직을 형성하는 신체의 모든 부위가 조직검사의 대상이 될 수 있는 것이다. 생물체를 이루는 세포, 조직

등을 살아 있는 상태로 연구하는 건 결코 쉽지 않다. 그것의 미세구조를 연구하기 위해서는 현미경이 필수적이며 현미경 경검을 위해 목적에 맞는 적절한 표본이 만들어져야 한다(조직검사학 제5판).

바로 이 표본을 만드는 곳이 병리과다. 세포가 채취되어 오기도 하고 다양한 크기의 조직 또는 기관이 통째로 병리과로 운반되기도 한다. 병리과에 접수되면 그때부터 조직 표본으로 만들어지는 과정을 거친다. 워낙 신중해야 하는 검체이기 때문에 경우에 따라서는 표본 제작 전에 육안 검사를 하면서 사진으로 담지 못하는 내용을 말로 설명하고 녹음을 하기도 한다. 그렇게 자세한 관찰이 끝난 조직을 변형되지 않게 고정한 뒤 여러 과정을 거쳐 4um의 얇은 절편으로 자른다. 이후 세포의 형태를 자세하게 관찰하기 위해 가장 기본인 H&E염색을 진행하고, 이후 필요에 따라 특수염색이나 면역염색 또는 분자 검사 등을 추가 처방한다.

특수염색을 하는 경우는 신장, 심장, 간, 뇌가 주를 이루며 보통 이런 경우는 H&E염색 슬라이드와 함께 제작된다. 면역염색의 경우는 보통 위암, 유방암, 대장암, 폐암, 간암 등 암과 관련된 검체를 관찰하기 위한 것으로 조직 절편에 특정 암세포에 대한 항체를 이용하여 염색하는 방법이다. 이후 더 세밀한 검사가 필요하다고 요구되면 해당 암들에 대한 프라이머(Primer)[11]를 이용하여 PCR, 시퀀싱(Sequencing) 등의 분

---

[11] 분자진단 기법인 PCR에서 이용되는 재료 중 하나로, 찾고자 하는 유전자가 무엇인지에 따라 프라이머의 구성이 달라진다. 예) EGFR, NRAS, BRAF 등

자 검사를 진행하기도 한다.

진단검사의학과의 경우는 채혈실이라는 환자와의 접점이 있기도 하지만 병원을 방문한다면 기본적으로 진행하는 검사들을 하는 곳이기에 병원 업무에 관심이 있는 비의료인들도 아는 경우가 있다. 하지만 병리과의 경우는 환자와의 직접적인 접점이 전혀 없을뿐더러 기본 검사를 하는 곳이 아니기 때문에 좀 더 숨겨져 있다는 특징이 있다. 하지만 이곳에서는 앞에서 말한, 어렵고 신중해야 하는 업무를 묵묵히 수행하고 있는 임상병리사 선생님들이 근무하는 곳이다.

생리기능 검사실

생리학적 검사는 검체를 대상으로 하는 진단검사의학과의 임상병리학적 검사 또는 병리과의 조직검사와는 달리 생체 검사로서 환자를 직접 취급한다. 체내의 장기, 기관 및 조직 등의 구조와 기능뿐만 아니라 대사 과정 중에서 전기 현상을 체내 외로 유도하여 기록, 분석, 평가하여 질병을 진단하고 치료 경과 및 예후를 판정하는 중요한 임상적 의의를 제공한다(신임상생리학).

피검자의 인체를 직접 취급하기에 임상병리사의 업무 영역 중에서 환자를 가장 많이 응대하는 분야다. 더불어 진단검사의학과나 병리과와는 달리, 생리기능 검사실은 각 진료과의 의사들과 간호사들과 함께 협업을 하는 특징이 있다. 환자에게 검사에 대한 안내를 하고 정확한 검사 결과를 도출할 수 있도록 유도하는 역할을 하는 것이, 앞에서 소개한 진단검사의학과나 병리과와 다른 점이다.

임상병리사협회 홈페이지를 접속해서 임상병리사를 소개하는 글을 보면, 임상병리사의 주요 업무 부분에 이러한 문구가 있다.

의료기사란 의사 또는 치과의사의 지도(지금 이 문구를 처방으로 바꾸기 위해 협회측에서 건의 중) 아래 진료나 의학적 검사에 종사하는 전문 직업인이다. 임상병리사 업무는 의료기사 등에 관한 법률에 의사 또는 치과의사의 지도를 받아 각종 화학적 또는 생리학적 검사에 종사한다고 명시되어 있다. 임상병리사 업무 범위의 경우 의료기사 등에 관한 법률 시행령에 의거하여 기생충학, 미생물학, 법의학, 병리학, 생화학, 세포병리학, 수혈의학, 요화학, 혈액학, 혈청학 분야와 방사성동위원소를 사용한 가검물 분야 및 기초대사 뇌파, 심전도, 심폐기능 등 생리기능 분야에서 검사 업무를 수행하여 검사물 등의 채취, 검사, 검사용 시약의 조제, 기계, 기구, 시약 등의 보관, 관리, 사용 혈액의 채혈, 제제, 조작, 보존, 공급 등에 관한 업무를 취급한다. 기타 생리기능에 관한 검사는 보건복지부장관 유권 해석에 따라 유발전위 검사, 안전기생리 검사, 전기생리 검사, 전정기능 검사, 신경전도 검사, 뇌혈류/경동맥초음파 검사, 심장초음파 검사, 수면다원 검사 등으로 분류할 수 있다.

우리가 법률에 의거하여 정해진 범위 내에서 업무를 한다고 하지만, 위에 명시된 부분들은 대학교 교과과정에서도 다 배우고 면허를 취득하여 현재 근무를 하고 있는 나조차도 말이 조금 어렵다. 뭔가 이질감이 느껴지는 저 어려운 문장에서의 핵심은 '각종 화학적 또는 생리학적 검사에 종사한다'는 말이다. 각종 화학적이라 한다면 앞서 미리 언급한 진단검사의학과와 병리과의 업무 범위라 생각하면 되고, 생리학적 검사는 생리기능 검사 영역이라고 생각하면 조금 쉽다. 아마 실험을 해본 학생들은 알 텐데, 실험용 쥐를 마취하여 해부했을 때 심장을 체외로 떼어 내도 잠시 동안 심장이 뛰는 것을 확인할 수 있다. 심장은 자체에서 전기 신호를 내보내 박동하기 때문이다. 이 원리를 이용한 것이 바로 '심전도'다.

옛날에 유명했던 단두대에 관한 일화가 있다. 프랑스 화학자였던 앙투안 라부아지에의 이야기다. 그는 친구들에게 "단두대에서 처형되면 내 목이 떨어진 뒤 의식이 있는지 봐줘. 만약 의식이 있다면 눈을 깜박일게."라고 했다. 실제로 그는 목이 잘려 나간 뒤에도 몇 차례 눈을 깜박였다고 한다. 물론 일화이지만 단두대에 대한 비슷한 일화는 많다. 목이 잘려 나가 뇌로 공급되는 혈류가 없어서 결국 산소 부족으로 인해 단시간에 사망에 이를 테지만 잠깐이나마 의식이 있다는 것은 뇌에서 내보내는 신호에 인한 의식 때문일 것이다. (실제로 사람의 목을 절단하여 이러한 검사를 할 수는 없다.) 이러한 신호에 대한 검사가 신경 관련 검사다.

조금은 잔인하다고 느낄 수 있는 예시는 여기까지만 이야기하겠다. 그럼 환자 또는 피검자를 대상으로 하는 생리기능 검사에는 어떤 분야들이 있을까?

뇌신경, 자율신경계 검사

신경에서 발생하는 전류 또는 자극을 감지하고 그 신호에 따른 결과를 분석하는 검사로, 크게 뇌파 검사와 자율신경계 검사로 나눌 수 있다.

뇌파는 뇌가 발생시키는 전기 신호를 감지하여 뇌의 기능을 확인하는 분야다. 수면 중에 발생하는 몽유병이나 기면증, 수면무호흡증이나 뇌전증과 같은 질환을 진단하기도 하고 더 나아가 뇌사 판정에 이용되기도 한다.

자율신경계 검사는 정량적 땀 분비 반응 검사, 깊은 호흡에 따른 맥박 변화, 발살바 호흡에 따른 혈압곡선변화, 기립성 저혈압 검사, 어지럼증 검사 등으로 세분화된다. 일상에서 내가 자의적으로 조절할 수 없는 자율신경과 관련하여 생활의 불편함을 느끼는 데에는 다양한 원인이 있을 텐데, 이 원인들을 확인하기 위한 검사를 하는 분야다.

주로 신경과 소속의 임상병리사 업무 영역인 신경 관련 검사들은 해당 검사들의 진단적 가치를 알고 신경의 이동경로(Neuropathway)에 대한 이해가 되어 있어야 할 수 있는 일이다. 또한 환자를 직접 진단하지 않더라도 기본적인 이론 및 검사 판독에 대한 방법을 습득해야 내가 한 검사가 잘된 것인지 아닌지 판단할 수 있다.

심전도 검사

심전도는 간단한 기본 심전도와 24시간, 48시간 홀터 심전도가 있다. 기본 심전도를 검사하는 경우는 주로 심장 관련 진료과의 환자가 진료를 보기 위한 기본 검사이거나 수술 전에 심장박동이나 파형이 안정적인지를 확인하기 위한 검사다. 심장에는 전기가 흐르고 이 전류의 흐름이 심장박동과 연결되는데 이 전류를 측정함으로써 심장의 움직임을 간단하게 확인할 수 있다. 심장과 관련된 문제를 찾기 위한 가장 기본적인 검사다.

기본 심전도의 확장판이라고 할 수 있는 홀터 심전도는 크게 24시간과 48시간으로 구분할 수 있다. 환자의 몸에 이동형 심선도 측정 장비를 24시간 또는 48시간 동안 부착하게 된다. 홀터를 통해 심장의 파형을 보고 부정맥이나 심근경색을 알 수 있고 심전도로 잡지 못하는 일과성 부정맥을 24시간, 48시간 홀터 검사를 통해 알 수 있다. 일례로 48시간 홀터 검사를 진행했던 환자가 있는데 이튿날 오후가 되어서야 부정맥이 잡힌 적도 있다. 분명 문제가 있는 것은 확실하지만 문제가 있을 때마다 병원을 방문할 수 없는 현실과 언제 나타날지 모르는 이상 파형을 관찰할 수 있는 특징이 있다.

심장과 관련된 전기의 흐름을 측정하는 검사이기에 환자에게 특정한 아픔이나 불편함을 거의 끼치지 않아 간단한 검사라고 여겨질 수도 있지만 심장생리, 즉 심장의 전기 흐름이나 심전도 파형에 대한 유도를 정확하게 모른다면 엉뚱한 결과가 도출될 수 있다. 흉부에 붙이는 6개의 전극과 팔다리에 연결하는 전극이 있는데 위치가 바뀐다면 파형이 엉터리로 도출된다. 물론 잘못 부착했다는 것을 파형을 보고 바로 알아챘으면 다시 붙이면 된다. 하지만 모른 채 결과를 보고한다면, 해당 결과로 인해 진단이나 시술을 받는 데 영향을 받는 환자일 경우 문제가 발생하게 될 것이다.

폐기능 검사

개인적으로는 환자에게 가장 고통스러운 검사가 아닌가 생각한다. 호흡기 관련 검사 중 가장 기본 검사인 폐기능 검사는 X-ray 또는 CT와 같은 영상학적 검사로 확인할 수 없는 기능적인 부분을 검사한다. 영상학적 검사는 호흡기의 형태를 관찰하고 어떤 부분에 염증이나 결절이 있는지 확인할 수 있다는 특징이 있다.

반면 폐의 실제 크기나 기관지와 기도의 넓고 좁은 정도를 확인하기는 불가능하다. 폐는 동그란 모양의 수많은 폐포로 구성되어 있는데 이를 넓게 펼치면 상당히 넓은 면적이 나온다고 한다. 영상학적 검사로는 이것을 확인하기 어렵기 때문에 환자가 스스로 숨을 들이쉬고 내쉬면서 그 용량을 측정해야 한다. 이 과정에서 최대한 많은 양을 들이쉬고 최대한 많은 양을 내쉬어야 하는데, 건강한 성인조차도 상당히 어려움을 호소한다. 더군다나 호흡기내과를 방문하여 호흡기 기능을 검사하는 사람들 대부분은 호흡기가 안 좋지 않은가. 숨쉬기가 힘들어서 그 이유를 알아보기 위해 하는 검사로 인해 숨이 넘어갈 것 같다는 환자들이 꽤 많다. 이런 환자들을 잘 설득해서 검사하고 정확한 결과를 도출하도록 하는 곳이 폐기능 검사실이다.

또한 호흡기의 구성성분인 기도 및 기관지의 문제도 검사한다. 여러 검사들이 있지만 공통적으로 환자에게 약물을 흡입한 뒤 폐기능 검사를 반복하는 항목이 있는데 이를 통해 천식의 유무를 확인할 수 있다. 이와 동시에 치료 중인 환자라면 약물 치료가 잘 진행되고 있는지도 확인한다.

환자가 스스로 고통을 유발하며 검사하는 곳이기에 친근한 검사자의 자세는 환자의 마음을 편안하게 해주고 검사에 더 잘 협조할 수 있게 한다. 이곳의 검사자는 철저하게 원리원칙을 지키는 FM 성향의 사람보다는 사람과의 대화를 즐길 수 있는 성향의 사람이 적합하다. 그래야 업무 진행을 매끄럽게 하거나, 검사실 분위기를 좋게 하거나, 검사자 스스로 업무 스트레스를 줄이는 것 등에 도움이 될 것이라 생각한다.

이외에도 심초음파, 근전도 검사, 청력 검사, 알레르기 검사 등 수많은 생리기능 검사들이 있다. 결국은 가검물에 관련된 업무를 하느냐, 또는 사람을 상대하는 업무를 하느냐에 따라 업무 영역이 크게 분류된다. 임상병리학과에 재학 중인 학생이나 취업을 준비하고 있는 예비 임상병리사들이라면 과연 나에게 어떤 업무가 가장 맞을지 다양하게 생각해보면 좋겠다.

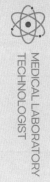

(제4장)

정규직
임상병리사로서

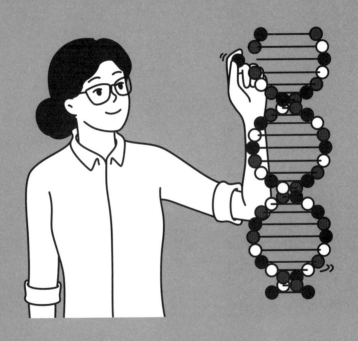

한 걸음 더
나아가기

폐기능&알레르기 검사실로
이동하다

사람의 미래는 예상할 수가 없다고 했던가. 이건 일상생활에서 뿐만 아니라 직장 내에서도 마찬가지다. 특히 나는 다른 동료나 동기들에 비해 더 예측하기가 어려웠던 것 같다.

병원에 입사하고 4년이 조금 안 되는 기간 동안 미생물 검사실에서 근무했다. 병원마다 내규가 다르기에 다른 곳은 어떤지 알 수 없지만, 나 같은 경우는 3년을 채우기 전부터 '부서 이동 대상자'라는 소문을 자주 들었다. 공식적으로 발표된 내용은 아니지만 특정 부서에 일정 기간 있으면 이동 대상자가 되었다. 그즈음 주52시간 근무제 도입으로 인해 우리 검사실은 야간 근무를 2교대 체제에서 3교대 체제로 바꾸려는 분위기였다. 그에 따라 검사실 전체적으로 증원될 예정이었고 전반적인 구성원의 변화가 예상되는 시기였다. 그래서인지 비공식이었지만 내가

3교대로 이동하는 것은 거의 확정이었다. 3교대 근무를 하는 내 모습이 도저히 상상되지 않아서 간호사 친구에게 물어보기도 하고, 혼자 머릿속으로 이것저것 그려보기도 했다. 마음은 이미 교대근무를 하고 있는 중이 아닌가 싶을 정도였다.

하지만 사람 앞일 어찌 될지 모른다 하지 않았던가? 부서 이동에 관한 공식적인 내용이 공지되기만을 기다리다 정말 상상도 못할 뜻밖의 소식을 듣게 되었다. 한 번도 생각해본 적 없는 진료과 소속의 폐기능-알레르기 검사실로 이동하게 된 것이다.

앞서 말했듯이 진료과 소속의 검사실, 즉 생리기능 검사실은 환자를 직접 응대하는 곳이다. 진단검사의학과나 병리과와 같이 가검물을 이용하여 특정 물질의 유무나 수치를 검사하는 것이 아니라 피검자, 즉 환자의 체내에서 발생되는 신호를 감지하고 분석하여 검사하거나 협조를 받아 내어 형태나 크기 또는 기능을 검사하는 곳이다.

3장에서도 말했지만 다시 정리하자면, 심전도는 심장의 전기 전도를 분석하여 심장의 기능을 분석하고 뇌파는 뇌가 만들어내는 전기 신호를 분석하여 뇌의 기능을 분석한다. 폐기능 검사는 피검자가 스스로 숨을 들이쉬고 내쉬는 과정을 통해 호흡기의 크기와 기능적인 측면을 검사하는 곳이다. 앞의 두 검사실은 분석 전 과정인 검체 채취 과정에서만 환자의 협조를 요구하지만, 생리기능의 경우는 검사 과정의 시작부터 끝까지 피검자의 협조가 요구되는 검사다.

검사의 시작부터 끝까지 환자의 협조를 요청해야 하는 검사인 만큼 환자와의 라포, 즉 의사소통에서 상대방과 형성되는 친밀감이나 신뢰관계가 꽤 중요한 요소다. 처음 보는 환자든, 정기적으로 검사를 받는 환자든 어색하지 않도록 친밀감을 줄 수 있어야 한다. 특히 처음 만나는 사람에게는 좋은 인상을 심어주어야 한다. 아무래도 병원에서 만나는 건 일상적인 상황이 아닌 신체 어딘가가 불편해서 검사하러 온 것이기에 검사를 받는 환자는 심리적으로 안정적인 상태가 아닐 것이다. 따라서 검사자는 불안한 상태의 환자를 자연스레 안심시켜 줄 수 있어야 한다. 아무래도 처음 마주했을 때 친근한 인상을 심어줄 수 있으면 좀 더 편안한 상태가 되지 않을까.

그런데 나의 성향은 기본적으로 이러한 요소들이 많이 부족하다고 생각했다. 친해지면 누구보다도 적극적이고 활발해지지만 처음 만나는 사람이나 불특정 다수 앞에서는 심각하다 싶을 정도로 낯을 가리며 경계한다. 최대한 티 내지 않으려고 해도 상대방은 내가 경계한다는 것을 느낄 것이다. 한두 살 나이를 먹으면서 사회생활을 통해 노력한 결과 어릴 때보다는 나아졌지만, 여전히 사람 만나는 것이 어렵게 느껴진다. 그래서 나는 환자를 직접 응대하는 일이 어울리지 않다고 생각했다. 아마 나를 평가하는 사람들도 그렇게 생각할 것이다. (이 모든 것의 8할은 내 추측이었다.)

임상병리사라면, 임상병리사 '의료기사법'에 명시되어 있는 영역의 업무는 무엇이든지 할 수가 있다. 나 역시 임상병리 업무는 잘 해낼 수 있다. 하지만 환자를 직접 응대하는 업무를 할 거라는 생각을 해본 적은 없었다.

"제가 잘할 수 있을까요?"

걱정이 가득 담긴 말투로 조심스레 '저는 자신이 없습니다.'란 의견을 표현했지만 사실 의미는 없었다. 상상도 못한 일을 하려니 겁부터 잔뜩 났었다.

그렇게 처음으로 생리기능 검사실 소속 임상병리사로 3년 정도 근무하게 되었다. 삶의 전환점이라 하기에는 조금 애매하지만 이곳에서의 근무는 나의 성격과 성향을 크게 바꾸는 계기를 마련했다. 늘 '왜?' 하던 내가 '그럴 수 있지.'라고 자주 생각하게 되었고, 매사에 심각했던 내가 '사람 일이야, 뭐 그렇지.' 하면서 가볍게 넘기는 여유가 생겼다. 결정적으로, 계획대로 되지 않으면 스트레스를 많이 받았었는데 이제는 '어쩔 수 없지.'라고 생각하게 되었다. 부서 이동 과정에서 생긴 많은 변수는 늘 계획하고 통제하는 삶을 살아온 나의 성향을 변화시켰다. 이렇게 된 건 '다양한 사람들'을 만나 대화해야 했던 근무 환경 덕분이다. 부모님도 내게 성격이 많이 변했다고 가끔 말씀하신다.

다음 이야기로 넘어가기 전에, 기존의 내 경직된 성향으로 인해 고생했던 동료 선생님들에게 미안함을 전하고 싶다. 또한 그럼에도 함께 힘내자며 합을 맞추고 일하면서 나의 성향이 변할 수 있도록 도움을 주어 고맙다고 말하고 싶다.

연차만 높은
막내 생활

이론이 아무리 완벽해도 실무는 또 다른 문제다. 교과서에 아무리 상세하게 적혀 있다 하더라도 현장에서 배우고 익혀서 이론과 실무를 유연하게 이용할 수 있어야 한다. 특히 생리기능 검사가 그러하다.

처음 일을 시작할 때 간단하게 전산을 배웠다. 진단검사의학과에서 사용했던 LIS(Laboratory Information System)와는 다른 시스템인 OCS(Order communication system)를 익히고 적응해야 했다(아마 이 전산들의 명칭은 거의 통일되어 있어도 의료기간마다 시스템 자체의 차이는 있을 것이다). 그리고 검사를 위한 장비의 원리 및 검사 방법을 이해하고 적당히 손에 익힌 이후 환자를 검사하는 과정을 배웠다. 진단의학과와 비슷한 점이 있었다면, 이곳도 검사 결과에 있어 온도와 습도 관리가 중요하고 정도관리를 통해 검사 결과의 신뢰도를 높이는 것이었다.

환자의 검사 과정에 대해서는 지침서를 기준으로 배웠지만, 수많은 환자들은 직원이 아니므로 우리가 사용하는 언어들이 어려울 수 있다. 따라서 모든 환자들이 지침에 따라 검사에 잘 협조하는 것이 불가능했기에 다양한 방법의 검사 기술을 배우기도 했다. 모든 검사 과정은 신중하고 조심스럽게 진행되어야 하지만 환자를 직접 응대하는 일은 또 다른 느낌으로 조심스러웠다.

처음 생리기능 검사실로 이동했을 때 그곳에서 오랫동안 근무했던 한 선배가 이직이 예정되어 있었고, 또 다른 선배는 개인적인 사정으로 장기 휴무가 계획되어 있었다. 이러한 상황과 이왕이면 경력자를 채용하려는 해당 검사실이 소속되어 있는 호흡기내과의 계획 아래 부서 이동이 이뤄진 것이다. 내 입장에서는 적잖이 부담되고 걱정되는 상황이었다. 환자를 대하는 일은 인턴 시절에 잠깐 채혈실에서 해본 게 다였다. 그것도 트레이닝 정도의 짧은 시간이었다. 간단한 확인 정도가 아니라 일면식도 없는 사람에게 성함과 생년월일을 묻고, 검사에 대해 설명하고, 대화해야 하는 일이 여간 어색한 게 아니었다. 하지만 연차도 높고 해당 업무를 상당히 오랜 기간 했던 선배가 귀에 쏙쏙 들어오는 교육을 해줘서 빠르게 일에 적응할 수 있었다. 더불어 그곳에서 이미 근무하고 있던 선생님들의 업무 과정을 계속 관찰하면서 업무의 흐름을 익히고 이론과 연결시키며 조금씩 업무에 대해 이해할 수 있었다. 이론과 실제 검사 과정이 머릿속에서 이질감이 느껴지지 않고 환자들에게 말을 거는 것이 조금씩 자연스러워지기 시작할 때 즈음, 이 일을 해본 적이 없는 동료나 타 직종의 직원들을 불러 연습을 하기도 했다.

어느 정도 자신감이 붙은 뒤에는 검사 이력이 있고 협조에 어려움이 없는 환자를 대상으로 검사를 시도하고 믿을 수 있는 결과가 확인될 때까지 점검받으며 배워나갔다.

외래 생리기능 검사실에서 진행하는 업무 시스템을 어느 정도 파악하고, 크게 어렵지 않다면 자주 있는 검사들은 직접 검사하고 결과지를 내보낼 수 있는 상황이 되었을 때였다. 예상한 일이었지만 선배 선생님의 휴직이 코앞으로 다가왔다. 정말 특별한 경우가 아니면 업무를 진행하는 데 있어 큰 문제가 생길 확률이 적다고 해도, 많은 환자를 만나본 게 아니었기에 분명 예측하기 어려운 변수가 생기거나 잘 대처하리라는 보장도 없었다. 그 당시에는 누구에게도 질문하거나 도움을 청하지 않고 잘할 수 있는 일이 '서류' 관련 업무밖에 없었다.

다행히 얼마 지나지 않아 해당 부서 업무에 경력이 있는 새로운 직원이 입사하여 마음 놓고 근무를 할 수 있게 되었다. 휴직을 낸 선배와 함께 일을 할 때는 물론이고, 새로 입사한 선생님과 일할 때에도 나는 막내였다. 어릴 때 생각했던 직장 생활의 모습과는 조금 달랐다. 연차는 꾸준히 쌓이고 있지만 임상병리사는 워낙 업무 영역이 다양하기 때문에 언제 다시 막내로 돌아갈지 모른다. 그러나 이건 새로운 시작을 할 수 있는 기회이기도 하다. 이렇게 말하면 합리화하는 것 같아 보일 수 있지만, 연차가 쌓여 어떤 영역에서 책임져야 하는 위치가 된다는 것은 막중한 부담을 갖는 일이다. 막내의 장점은, 잘 몰라도 심적으로 부담되지 않는다는 것이다. 어떤 일이든 처음 하면 모르는 게 당연하고, 모르기 때문에 질문을 해야 한다. 그러나 연차가 쌓이면 모르는 것을 질문하는 것에 대한 부담이 생긴다.

이 글을 쓰고 있는 이 순간에도 나는 교대근무를 마치고 얼마 전부터 채혈실로 부서 이동을 하여 또다시 새롭게 막내 생활을 시작했다. 이곳에는 나보다 연차가 높은 선생님들도 있지만 낮은 후배 선생님들도 많이 있다. 나는 연차만 조금 높을 뿐, 새로운 부서에서는 경력도 짧고 실력도 아직 부족하며 이곳에서 하는 다른 검사나 전산 업무에 관해서도 아예 백지상태이기 때문에 막내가 되었다.

이곳에서는 논리적으로 생각해서 업무를 해야 하는 여러 과정들보다, 내 앞에 앉아 있는 환자의 혈관을 정확히 찾아내어 안정적으로 바늘을 꽂고 무사히 채혈을 완료하는 것이 주업무다. 그래서 "저를 막내로 대해주세요."라는 말을 굳이 하지 않아도 많은 것을 알려주려는 선생님들 덕분에 심적으로 편하게 근무하고 있다.

임상병리사의 일은 '검사'라는 큰 틀 안에 여러 부서들이 있고 각각의 부서마다 특징이 다른 업무를 수행하고 있기 때문에 담당 부서에 있는 동안은 그것에 집중해야 한다. 하지만 부서 이동이 불가피하기 때문에 항상 긴장해야 한다. '대학교 때 다 배운 것 아니야?'라고 의문을 품을 수 있다. 당장 어제 아침에 먹은 반찬이 뭐냐고 물으면 생각보다 떠올리는 데 시간이 걸린다. 하물며 대학교 시절에 공부하고 취업 후에는 잠시 손을 놨던 것을 다시 복원하는 데에는 시간이 좀 더 걸릴뿐더러 임상 업무와 이론을 연결시키는 데 적응하는 시간이 필요하지 않겠는가. '적응하는 시간'이라고 하면 부담감이 좀 있지만, 부서마다 업무 색깔이 있다 보니 부서 이동을 하면서 '난 여기가 더 잘 맞는 것 같아.' 또는 '부서마다 장단점이 있는데 이 부서의 장점이 더 크게 느껴지네.' 등의 생각을 해볼 수 있는 기회가 되기도 한다.

때론 지침이
정답이 아닐 때가 있다

2014년, 국내의 한 항공사에서 오너 일가의 횡포로 기사화되었던 '땅콩 회항' 사건이 있었다. 사건은 당시 퍼스트 클래스에 탑승 중이던 오너 일가인 전 부사장에게 승무원이 견과류 간식을 제공하면서 발생했다. 전 부사장은 승객의 의사를 물어보지도 않고 견과류를 접시에 담아오지 않았다며 승무원을 질책했고, 중관관리자였던 사무장까지 호출해 무릎을 꿇리며 심한 모욕을 주었다. 그러자 사무장은 승객 응대 매뉴얼을 보여주었고, 이에 더욱 화가 난 전 부사장이 비행기를 돌려 그 사무장을 내리게 하여 이 사건은 전 세계적으로 알려졌다. 사건 이후 다시 견과류를 접시에 담아 제공하는 것으로 지침이 바뀌었다고 한다.

갑자기 왜 땅콩 지침에 관한 이야기를 하는지 궁금할 것이다. 2019년 말에 해당 항공사를 이용했던 적이 있다. 장거리 비행이었기에 항공기 내에서는 다양한 식음료를 제공했는데, 나는 영화를 보면서 마실 맥주 한잔을 요청했다. 그러자 담당 승무원이 내 옆에 서서 맥주 한 캔을 뜯어 플라스틱 컵에 따라주고는 1인분의 땅콩 과자 봉지도 뜯어 작은 투명 그릇에 담아주었다. 그 순간 과거에 일어난 땅콩 회항 사건에 대한 뉴스가 떠올랐다. '이게 지침인가?'

조금 불편했다. 같은 공간에 있는 수많은 승객들에게 최소 1회의 같은 서비스를 제공한다면 승무원 한 명이 최소 수 십 번에서 수백 번의 이런 서비스를 제공해야 할 텐데, 이게 맞는 걸까? 이런 생각을 하다 보니 조금 불편하다는 생각이 들었고, 이후에는 승무원에게 부탁을 하기가 부담스러워졌다. 많은 사람이 이런 서비스를 편하게 생각하기 때문에 이런 방식이 지침이 되었겠지? 반대로 돌아올 때에는 외국 항공사를 이용했는데, 거의 모든 것이 '고객 스스로'였다. 기내 승무원의 도움을 꼭 받아야 하는 상황이 아니라면 승객이 스스로 이용할 수 있도록 모든 준비가 되어 있었다. 개인적으로는 이 방식이 더 편하고 좋았다. 그러나 국내 항공사의 지침이 편한 사람이라면 이 상황이 어색하고 불편할 수 있겠다는 생각도 들었다.

조금은 극단적인 예시일 수도 있는데, 어쨌든 내가 일했던 부서 역시 환자라는 손님을 대하는 곳이기에 지침서가 언제나 정답은 아니라는 것을 말하고 싶었다. 앞서 말했듯이, 2018년도 부서 이동을 하여 생리기능 검사실에 갔을 때 환자를 대응하는 일이 난생 처음이었기에 모든 것이 어색했다. 검사를 받기 위해 검사실 문을 열고 들어오는 환자들은 모두 달랐다. 어디가 불편해서 원인을 찾으려고 하는 사람, 큰 시술이나 수술을 앞두고 미처 알지 못한 문제점이 있을까 검사하는 사람 등 결국은 검사를 위해 이곳으로 오지만 환자들은 저마다의 다른 이유가 있는 다른 사람들이었다.

워낙 지침과 원칙으로 무장되어 있어 유연함이 뭔지 모르고 심각하게 낯까지 가렸던 나는 이상하게 환자만 마주하면 굳어버렸다. 나름대로 노력했지만 자꾸 지침을 떠올리며 최대한 원칙에 맞게 일하려고 했다. 환자를 호명하고 개방형 질문으로 이름과 생년월일을 물어 확인한 뒤 검사 장비 앞에 앉힌다. 그러고는 검사에 대해 설명하고, 검사한 뒤에 결과를 확인하고 특이사항이 없다면 보고한다. 절차가 상당히 간단해 보이지만 이 요약된 절차 안의 세부 내용을 보면 그렇지만은 않다. 검사에 대해 설명을 할 때부터 이미 어려운 것투성이다. 본인이 받고자 하는 검사에 대해 궁금증이 많아 검색하고 오는 사람부터, 아무것도 모른 채 담당의가 필요하다고 하니 그냥 검사받으러 온 사람도 있다. 원칙대로 설명했을 때 한 번에 이해하는 사람이 있는가 하면, 똑같은 설명을 해도 이해하기 어려워하는 사람도 있다. 이렇다 보니, 내 방식으로 정확한 결과가 도출되는 환자도 물론 있었지만 부서 이동 초반에는 다른 검사자의 도움을 빌려야 하는 일이 잦았다. 폐기능 검사가 검사자의 실력이 아니라 환자 스스로 노력을 많이 해야 하는 검사라서 그들의 노력을 이끌어내기 위해서는 지침보다는 '유연함'이 필요했다.

"물론 지침이 있지만 사람을 대하는 일이잖아. 우리 검사의 궁극적인 목적은 가장 정확한 검사 결과를 이끌어내는 거야. 내가 오랜 시간 이 업무를 했다고 해서 내 방법이 정답인 것은 아니야."

처음 부서 이동을 하고 검사 과정을 배울 때는 교과서와 지침서대로 배웠다. 오래되었지만 학부 시절에 이론으로 다 배웠던 내용들이었기에 알려주시는 선생님의 설명이 어렵지 않았다. 다만 실제로 폐기능 검사를 받아보니 검사 과정이 너무 숨이 차고 힘들었다. '정확한 검사를 하려다 정말 피검자가 숨이라도 넘어가면 어떡하지?'라는 생각이 들기도 했다. 하지만 어쩔 수 없다. 검사를 해야만 한다. 초반에는 경직된 상태로 기본에 충실하려 했지만 환자들은 전공자가 아니었기에 나의 설명을 매우 어려워했고, 그런 부분을 조금씩 신경 쓰다 보니 쉽게 설명하는 방법을 터득했다. 또한 좀 더 정확한 결과를 도출하기 위해 환자의 협조를 유도하는 방법도 알게 되었다.

하지만 이것 또한 한계가 있었다. 모르는 분들을 위해 폐기능 검사 과정에 대해 잠시 설명하자면, 검사 시 환자는 두루마리 휴지심보다 조금 더 얇은 지름 2cm 정도의 둥근 마우스피스를 입에 물고 힘차게 8초간 숨을 불어내야 한다. 부는 사람의 입장에서는 길어야 2초면 폐 안을 가득 채웠던 공기가 다 빠져나갔다고 느낄 것이다. 환자들로부터 가장 많이 듣는 말이 "더 이상 내쉴 숨이 없는데요."이다. 하지만 실제로는 그렇지가 않다. 여전히 폐에 남아 있는, 피검자는 느낄 수 없지만 장비의 센서는 느낄 수 있는 숨을 갈비뼈를 꽉 쥐어짜서 8초간 불어내야 한다. 건강한 성인이 해도 숨이 차고 심하면 욕까지 나오는데, 아파서 방문한 환자의 입장에서는 얼마나 괴롭고 하기 싫은 검사이겠는가?

연차가 쌓이고 다양한 경험을 해본 지금이야 여러 입장이 이해되는 어른이 되었지만, 근무 당시에는 '그래도 본인 검사인데 해야지.'라는 생각이 더 강했다. 환자들의 협조가 어려우면 '대체 왜?'라는 생각을 자주 했다. 설명을 알아듣지 못하면 쉽게 설명하는 과정 또한 원칙을 어기는 기분이 들었다. 융통성이라고는 눈을 씻고 찾아보려야 찾을 수가 없었다. 그렇다 보니 초반에는 검사 진행이 더딘 경우가 많았고, 그로 인해 다른 검사자 선생님들에게 도움을 요청하는 일이 잦았다. 그렇게 해서 결과가 잘 도출되는 경우가 많았지만 자주 이런 일이 발생하다 보니 이대로는 안 되겠다는 생각에 조금씩 변화하려고 노력했다. 결국 나만의 방법을 찾을 수 있었고 다른 선생님들의 도움 없이 검사를 마무리할 수 있었다.

검사의 종류는 한 가지여도 그 검사를 받는 사람은 모두 다르다. 외모도, 성격도, 호흡기 구조도 다 다르다. 따라서 검사 과정에 지침이 정답이 아닌 경우가 너무 많다. 이 부서에서 일하면서 '그럴 수 있지.'라는 생각을 자주 하고 여러 상황에 유연하게 대처할 수 있게 되었다. 사람을 응대하는 일은 한 공간에서 같은 업무를 하더라도 확실히 검사자 본인만의 색깔대로 업무 방식이 다르다. 윤리적으로나 법적으로 문제되지 않고 정확한 결과가 도출된다면 정확한 검사 결과를 위한 검사 과정에서의 적당한 유연함은 좋다고 생각한다.

이 글을 쓰고 있는 현재, 나는 채혈실에서 근무하고 있다. 외국인 환자가 많이 증가하고 있는데, 그로 인해 외국에서는 채혈 과정에서 어떻게 환자를 응대하는지 알고 싶어 영상을 찾아봤었다. 물론 환자 응대를 하면서 사용하는 영어 문장의 차이는 조금씩 있기 때문에 정답은 없다. 유튜브에서는 주로 이중 확인을 할 때 "Could you please verify your~"

혹은 "Can I have your~"의 형태를 사용한다. 물론 현실에서는 환자 확인과 의사소통만 하면 되지만, 쉽지는 않을 것이다. 간단한 팁이 하나 있는데, 참고로 나 또한 정답은 없기 때문에 다양한 시도를 했었다. 그중에 절친한 미국인 친구가 말해 준 "That is more professional and formal"이라고 한 부분들만 살짝 언급하고자 한다.

- 안녕하세요, 성함과 생년월일을 알려주시겠어요? :
  Hello, Can I have your full name and date of birth?
- 채혈한 부위는 문지르지 말고 5분간 누르세요. :
  Make sure try not to rub there. Just press on it for the next 5 minutes.
- 만약 문지르면 멍이 생길 수 있어요. :
  If you rub here, you may get a bruse.

한국에서 한국어를 쓰는 것은 이상한 일이 아니기 때문에 굳이 이런 문장들을 외우기 싫다면 간단하게 "What's your name?" 정도로만 끝내도 된다. 하지만 환자 입장에서는 조금 무례하게 느껴질 수도 있다고 한다. 그리고 "5분간 누르세요"라고 할 때 간혹 'push'라고 하는 분들도 있는데, 의미 전달은 가능하지만 'push'는 밀치는 느낌이 강하고 'press'는 누르는 느낌이라고 한다. 혹시나 영어에 관심이 있다면 이런 부분도 참고하면 좋을 듯하다.

채혈 업무를 시작했던 초반, 영어공부도 할 겸 외국에서 촬영한 채혈 과정에 대한 영상을 자주 찾아봤었다. 많은 영상에서 혈관에 대한 설명을 상세하게 하는데, 특히 중심정맥을 찾으라는 말을 많이 한다. 실제로 이곳을 이용하며 채혈하는 영상이 주를 이루는데, 영상을 볼 때마다 드는 생각이 있다. '모든 환자의 혈관이 저렇게만 생겼으면 채혈이 뭐가 어렵겠어.'

국내 5천만 명 인구의 외모가 제각각이듯 혈관도 제각각이다. '저는 혈관이 잘 안 보여요.'라고 말하면서 채혈하러 들어오는 사람의 혈관이 그날따라 잘 보일 수도 있고, '항상 이 팔에서 뽑았어요.' 하던 사람의 혈관이 그날따라 잘 안 보여서 다른 곳을 이용해야 할 수도 있다(어떤 이유로 인해 팔에 있는 혈관 사용이 불가하면 발을 이용하기도 한다). 이들은 공통적으로 외국 영상에서 설명하는 '중심정맥'이 잘 잡히지 않는 사람들이다.

혈관의 형태와 외모가 다른 만큼 환자들의 성향도 모두 다르다. 채혈 과정이 폐기능 검사만큼 오랜 시간을 할애하는 것은 아니지만, 그 짧은 시간에도 원하는 바가 명확해서 그것을 들어주기를 원하는 환자가 있다. 피를 뽑기 위해 나를 만나러 오는 환자들이 모두 다르다 해서 내가 100% 그들을 맞춰줄 수는 없을뿐더러 지침이라는 게 힘이 없어지는 순간들도 온다.

임상병리사라는 직업의 단점이 타 직종에 비해 잦은 부서 이동이라고 할 수 있지만 개인적으로 나는 이것이 가장 큰 장점이라고 생각한다. 지침이라는 틀을 지켜야 한다는 생각과 원래 항상 긴장하는 성향 탓에 늘 딱딱하게 굳어 있고 여전히 다른 사람들에 비해 유연함은 부족하지만, 임상병리사는 정답이 없는 상황을 겪으면서 '왜?'가 아니라 '그럴 수 있지.'라는 생각을 먼저 하게 해준 직업이다.

사람을 배우다

    검사라는 행위는 '분석 전, 분석, 분석 후'의 3단계로 나눠진다. 첫 단추가 잘못 끼워지면 다음 단추들도 줄줄이 잘못 끼워지듯이 마찬가지로 검사 단계도 분석 전, 즉 시작부터 잘못되면 다음 단계들도 잘못된 상황이 이어진다.

    검체 분석을 예로 들어보자. 환자의 혈액 내에 있는 Ca^{++}을 분석하고 싶은데 EDTA가 포함된 튜브에 혈액이 채취되었다면 혈중 Ca^{++}의 수치가 낮게 나올 것이다. EDTA는 Ca^{++}과 같은 이온을 제거하여 혈액의 응고를 방지하는 역할을 하기 때문이다. 채혈 단계, 즉 분석 전 오류로 인해 결괏값에 큰 영향을 미친 것이다. 이처럼 하려는 검사에 맞게 채혈을 해야 하기 때문에 '분석 전 오차'를 방지하는 것도 매우 중요하다.

여기까지는 거의 모든 것이 검사자의 영역이라 할 수 있다. 검사자가 주의 깊게 환자를 확인하고, 검사에 대해 충분한 지식을 갖추고 있으며, 어려운 혈관도 잘 잡아내서 채혈할 수 있으면 분석 단계까지 무사히 갈 것이다. 하지만 환자의 협조가 필요하다면? 환자가 순수하게 '본인의 어떤 기능의 문제를 진단받기 위해' 잘 협조한다면 다행이지만 어떤 다른 목적에 의해 병원을 방문하고 검사하러 온 것이라면? 이러한 사람의 심리에 따른 '분석 전 오차'에 의한 검사 결과를 검사자가 판단할 수 있을까?

폐기능 검사실에서 일했을 때의 이야기다. 어느 날, 부모님의 지인인 아저씨께서 내가 폐기능 검사실에서 근무한다는 이야기를 듣고 질문을 하셨다.

"내가 조만간 저기 경기도에 진폐증 진단을 받으러 갈 건데 그게 폐기능 검사 결과가 중요하다고 하네? 어떻게 해야 결과가 잘 나올까?"

결과가 잘 나오려면? 그야 당연히 최선을 다해 검사자의 요청에 잘 협조했을 때 결과가 가장 잘 나오지 않겠는가.

"검사가 많이 어려울 수는 있는데요, 거기 검사자가 설명해주는 대로 열심히 호흡하시면 돼요."

"아니, 진폐증 진단을 받기 위해서는……."

아저씨가 말하는 '잘 나온 결과'의 정의는 건강하지 않다고 판단할 수 있는 결과를 의미했다. 과거 탄광에서 근무하셨던 아저씨는 해당 경력으로 인한 직업병으로 진폐증이 생겼고 그로 인한 혜택을 받고 싶어 하던 찰나, 내가 근무하고 있는 부서를 알고 이런 질문을 하신 거였다.

"어려워요. 환자가 열심히 협조 안 하는 거, 검사 결과로 다 보여요."

몇 번이고 자세하게 설명하면서 불가능하다고 말했지만 이후에도 몇 번이나 같은 질문을 하셨다. 그 이후로 진폐증 진단을 받으셨는지는 모른다. 실제 진폐증과 관련된 증상이 있다면 진단받지 않으셨을까.

'내가 응대하는 환자들 중에도 이런 마음으로 검사받는 경우도 있겠지?' 단정 지을 수는 없지만 내가 모르는 사이에 실제로 이러한 환자들이 많이 다녀갔을 수도 있다. "보험을 받아야 하니 검사 결과가 잘 나오게 해주세요."라고 미리 말하는 경우도 있지만, 검사자가 그걸 어떻게 잘 나오게 하겠는가? 폐기능 검사의 경우 최소 3번 시도하여 결과가 일정하게 도출되었을 때 '재현성이 좋다'라고 판단하고 신뢰할 수 있는 결과라 여긴다. 간혹 여러 번 시도해도 결과가 들쑥날쑥하여 판단하기 어려운 경우가 있다. 이러한 경우는 결과 판독 시 담당의가 판단할 수 있도록 코멘트를 남긴다. '협조가 잘 안 됨.' 또한 폐기능 검사 하나로 환자의 질환을 진단하지 않는다.

호흡기 관련 검사 중 임상병리사와 직접적으로 연관된 항목들은 거의 대부분 환자의 노력이 많이 요구된다. 아무래도 의식이 깨어 있는 사람의 호흡기에 인위적으로 공기를 주입했다 뺐다 할 수가 없기 때문이다. 그래서 피검자의 협조가 많이 필요한 검사의 경우에는 검사자가 해당 검사에 대한 충분한 지식을 가져야 하는 것은 물론이고, 검사에 대해 잘 설명하고 환자가 잘 협조할 수 있도록 유도하는 능력을 갖추고 있어야 한다고 생각한다. 피검자가 순수하게 정확한 진단을 위해 검사받는다면 문제가 없지만 가끔 불순한 의도로 검사를 받으려 한다면 검사자 입장에서도 꽤 난감하다.

검사자의 노력이 중요한 곳에서 다른 검사자 선생님들과 협업하며 일해 왔던 내가, 처음 보는 사람과 대화하며 검사하는 곳에서 일하면서 많은 것을 배울 수 있었다. 예전에는 '뭐가 문제일까? 지침서에 있겠지.'로 거의 모든 변수가 해결되었다면 사람을 만나는 부서는 그 사람을 이해해야 하는 곳이다. 심지어 그들은 컨디션이 좋은 상태로 공동의 관심사를 공유하거나 취미를 위해 만나는 사람이 아닌, 아픈 환자들이다. 어딘가 아픈 사람이 아픈 원인을 찾기 위해 나를 찾아왔으니 그들을 도와야 했다. 내가 아무리 '본인 검사인데 왜 협조를 안 해주지?'라고 생각해도 의미가 없는 것이다.

사람마다 아픈 정도가 다르고 생각하는 것도 다르며 협조가 가능한 범위도 다르다. 환자에게 대응하는 곳에서 적응하는 기간은 남들에 비해 꽤 길었다. 과거에는 직접 겪어보지 않은 상황에 대해서는 혼자 머릿속으로 그려보고 판단했다. 하지만 사람의 일이라는 게 그렇지 않다는 것을 '사람을 대하는' 일을 하면서 많이 깨달았다. 특히 생각이나 습관이 한 번 박히면 단단하게 굳어서 변하는 것이 쉽지 않은 성향이라 논리가 아닌 마음으로 사람을 이해하는 데 오랜 시간이 걸렸다. 아마 이 글을 읽는 예비 임상심리사들은 나와 비슷한 변화를 겪을 때 이보다는 조금 더 수월할 것이라 생각된다.

새로운 도전,
대학원 진학

"대학원은 돈만 있으면 다 졸업할 수 있는 거 아닌가?"

머리카락이 빠지고 다크서클이 턱 밑까지 내려오는 대학원 생활을 겪어본 사람으로서 가끔 이런 말을 들을 때 정말 억울하고 화가 난다. 어쩌다 이런 말이 생겼는지는 모르겠지만, 이렇게 생각하는 사람들에게 직접 경험해보라고 말하고 싶다. 아마 논문을 쓰지 않고 수업만 들은 대학원생들이 수료한 경우를 생각해서 말하는 것일 수도 있다. 하지만 수료도 돈만 낸다고 해서 끝나는 게 아니다. 어떠한 경우든 '돈만 내면 다 되는 것'이란 없다. 물론 나도 시작할 때는 즐기면서 할 수 있을 줄 알았다. 그러나 상상을 초월할 정도로 힘들었기에 포기하고 싶고 가끔 후회도 했었다. 직장 생활에 무리가 없고 안정적으로 급여를 받으면서 퇴근 후에는 여가 시간을 즐겨도 되는데 ,군이 왜 이렇게 힘든 대학원 생활을 시작하게 되었을까?

학부 시절, 친구들과 지나가는 말로 대학원에 관한 이야기를 했었다. 이후 취업을 하고 나서도 어느 정도 직장에 적응하면 대학원 진학을 하고 싶다고 이야기한 적도 있었다. 아마 1학년 때 실험실 활동을 했던 것이 큰 영향을 미치지 않았나 생각한다. 학교 수업은 '교과서 위주'의 수업이었다면 실험실 활동은 '교과서에서 왜 그런 말을 하나?'에 대한 근본적인 이유를 찾는 방법을 배웠다. 실험실 활동은 꽤 즐거웠다. 대학원 생활이 학부생 실험실 생활과 비슷할 것이라 생각한 건 정말 최대의 실수였지만.

직장 생활과 대학원 생활을 병행하려면 아무래도 업무 일과가 일관성이 있어야 했는데, 때마침 기회가 왔다. 외래로 부서 이동이 되었을 그 시기였다. 진단검사의학과는 24시간 운영되기 때문에 교대 근무자가 아니라도 주말에 당직 근무를 선다. 하지만 외래 검사실의 경우 외래 진료가 없으면 검사실도 운영하지 않는 데다, 내가 근무했던 곳은 주말에도 진료가 없었기에 부지런히 움직인다면 병행이 가능할 것 같았다. 외래에 있던 시절 직속 사수 선생님이 대학원을 졸업한 지 얼마 안 된 분이라 여러 번 상담을 해주고 격려해준 덕분에 마음을 다잡고 지도교수님을 찾아뵌 뒤 대학원 진학을 결정하였다.

학부 때는 교수님이 수업의 주체자가 되어 학생들을 대상으로 수업이 진행되었다면, 대학원 수업은 교수님과 학생의 경계 없이 모든 수업의 구성원들이 주체자가 되어 돌아가며 수업을 진행했다(물론 학교마다 수업 진행 방식은 다르다). 그래서 매일이 발표 수업이었다. 특정 주제에 관한 기존의 논문을 선정하고, 저자의 가설이 무엇이고 그것을 증명하기 위해 어떤 실험을 했으며, 결론은 무엇이고 어떤 고찰을 했는지에 대해 설명을 한다. 그리고 발표가 끝나면 Q&A 시간을 가지면서 발표 내용 중 어렵거나 허점이 있다면 질문을 던지고, 발표자는 대답을 한다.

잘 써진 논문은 앞뒤가 명확하게 맞아떨어져야 하는데 발표한 논문이 그러한지, 그러하다면 왜 명확한지를 설명해야 한다. 만약 앞뒤가 다르다면 어떤 부분이 잘못된 것인지를 설명할 수 있어야 한다. 즉, 발표자는 발표한 내용에 대해 충분히 파악해야 한다. 그렇게 수업이 반복되다 보면 한 편의 논문이 작성되는 과정과 연구 과정에 필요한 요소들에 대해서 자연스럽게 습득하게 된다. 또한 무대공포증이 있는 사람도 잦은 발표를 통해 내 머릿속에 있는 것들을 반복적으로 전달하기 위해 발표함으로써 증상이 조금씩 완화되는 이점도 있다.

처음에는 너무 어렵지 않으면서도 좋은 논문을 찾아서 발표했다. 저자가 세운 가설이 누구나 쉽게 호기심을 가질 만한 것이고, 그것을 증명하기 위한 실험 및 분석 과정이 어렵지 않았으며, 이 과정들로 인해 밝혀진 결론이 명확한 것을 찾았다. 예를 들어, 주제가 '염증'이라고 해보자.

주제: 염증

가설: A라는 물질이 염증 완화에 도움이 된다고 한다.

실험: 정말로 그러한지 확인해보자.

결과: 유의미하게 염증수치가 감소됨을 확인할 수 있었다.

결론: A라는 물질은 염증 완화에 도움이 된다고 할 수 있다.

　이처럼 앞뒤가 명확한 내용을 잘 선정한다면 발표를 준비하는 사람도 즐겁고, 발표를 듣는 사람들도 잘 집중할 수 있다. 초반에는 운도 따랐는지 발표 수업이 순조로웠다. 그러다 보니 욕심을 내어 어려운 영문 논문에 도전해보면서 '내가 왜 이렇게 무모한 선택을 했을까?'라고 생각하며 자책하기도 했다. 자꾸 새로운 것을 접할수록 새로운 사실을 알게 되었다는 즐거움도 있었지만 뭔가 설명하기 어려운 벽이 느껴지기도 했다.

　발표를 비롯한 여러 수업들이 정규 학기 동안 진행되었고 그렇게 시간이 지나 졸업을 앞두게 되었다. 이제는 내 이름으로 논문을 직접 써야 할 때가 된 것이다. 내 논문의 주제는 다제내성균 중 하나인 CRE에 대한 내용이었다. 여기서 다제내성균이라는 것은 다양한 약제에 내성을 갖는 균, 즉 언론에서 흔히 언급하는 슈퍼박테리아를 칭하는 말이다. 미생물 검사실에 근무했을 때 자주 접했던 CRE라는 균종에 대해 호기심이 있었고, 원내 감염관리와 관련하여 국가 차원에서도 감시하는 중요한 균이었기에 주제로 선택하게 되었다. CRE의 종류는 너무나도 다양하며 감염되었을 때 감염된 유전자형에 따라 치료 가능한 약제에도 차이가 발생한다. 결론적으로 정확한 항생제 사용으로 다제내성균에 전파를 예방할 수 있음에 대한 내용을 쓰려고 했다. 국가마다 유행하는 유전자형이 달랐고 우리나라 내에서도 지역마다 상이하다는 것을 많은 연구결과를 토대로 알 수 있었다. 그리하여 내가 쓰고자 한 것은 '의료기간마다도 차이가 발생할 수 있지 않을까?'라는 가설이었다. 머리로는 설계가 되어 있었지만 기존의 연구 결과를 인용하는 것부터 시작해서 연구에 이용될 자료를 허가받기 위해 IRB(Institutional Review Board: 〈생명윤리 및 안전에 관한 법률〉에 따른 '기관생명윤리위원회')는 인간 또는 인체유래물을 대상으로 하는 연구나 배아 또는 유전자 등을 취급하는 생명윤리 및 안전의 확보가 필요한 기관에서 연구계획서 심의 및 수행 중 연구과정 및 결과에 대한 조사, 감독 등을 통한 연구자 및 연구 대상자 등을 적절히 보호할 수 있도록 설치된 자율적·독립적 윤리 기구를 말한다. 이렇게 말하면 상당히 위협적으로 느껴질 수 있는데, 생명과학과 관련된 실험실을 운영하는 대학 교수들의 동물 실험 과정에서 또는 병원에서 환자들의 신상이 노출되지 않는 검사 결과를 사용하는 경우에도 IRB 심의를 통과해야 한다. 승인을 받는 과정, 유전자형을 밝힌 부분에 대한 실험은 어떠한 과정으로 이루어졌는지 등을 조사하고 연구해야 할 것이 너무 많았다. 남이 쓴 것을 분석하고 판단하는 것과는 비교가 안 될 정도였다. 그리고 심사위원인 교수님들 앞에서 발표하고 질의응답 시간을 갖는 디펜스 과정을 여러 번 거쳐야 했다. 이때가 정말 고비였다. 예상치 못한 질문이 쏟아져 나오고, 분명 아는 내용이라도 너무 긴장한 나머지 겁에 질려 대답을 못하는 상황이 많이 발생했다.

'졸업한 사람들은 이걸 어떻게 무사히 통과했지?'

결국 나는 한 학기를 더 준비한 다음에야 통과하여 졸업할 수 있었다. 정규 과정만 거쳤을 때는 '수료'였지만 논문이 발행되고 난 뒤 대학원 과정이 '졸업'으로 바뀌었을 때 온몸의 긴장이 스르르 풀리는 느낌이었다.

　얼마 전, 어떤 연예인의 논문 표절 사건으로 언론을 뜨겁게 달궜던 일이 있었다. 해당 연예인은 논란이 지속되자 학위를 포기하겠다는 입장을 밝혔다고 한다. 그 기사가 나간 후 주변에 대학원생이나 대학원을 졸업한 선생님들의 반응은 하나같이 '어이가 없다'였다. '힘들게 했는데 그게 포기가 가능해? 남들 잘 땐 수업을 준비해야 하고, 남들 쉴 땐 논문을 써야 하고, 남들 놀 땐 교수님들 앞에서 발표하고 지적당하면서 체력적으로나 정신적으로 그렇게 피폐해질 수가 없는데, 포기라니. 그렇다고 원하는 결과물이 한 번에 나오는 것도 아니고, 정말 본인이 쓴 거 맞아?'라는 반응이었다. 나도 같은 생각이었다. '나라면 어떻게 해서든지 지킨다.'

　사람마다 사정이 있고 해당 연예인의 실제 상황은 모르지만, 이 이야기를 하는 이유는 그만큼 대학원 생활이 수백 배, 아니 수천 배 힘들다는 것을 이야기하고자 함이다. 세상 어디에도 없던 새로운 발견을 하고 그것을 증명하는 과정. "이번 연구로 인해 이러한 사실을 확인할 수 있었다." 이 한 문장을 발표하는 것 그리고 이 발표에서 큰 문제점이 발견되지 않아 인증까지 받는 과정이 쉽지 않다는 것이다.

　그럼에도 대학원을 다니면서 알게 된 가장 중요한 것이 하나 있다. 일상생활에서 "그게 그렇게 좋데."라고 하는 것들 중 사실인 많은 것들은 수많은 연구자들의 노고 끝에 발견된 '믿을 수 있는 연구 결과'라는 것이다. 더불어 내가 업무하는 이곳의 수많은 지침들은 수없이 많이 발표된 논문들을 비롯하여 지금까지도 이어지고 있는 연구들에 의해 성립된 것이라는 사실이다. 이러한 기준이 있기에 그것을 기반으로 공부하고 검사하여 환자의 진단에 이용할 수 있다는 것을 몸소 느끼게 되었다.

대학 졸업을 할 때 즈음 진학에 대해 관심을 갖는 예비 임상병리사들이 생각보다 꽤 많다. 주변에도 대학원 진학을 희망하는 지인들이 나에게 물어보면 "한 번은 꼭 해봐."라고 말해준다. 얼마 전에도 실습생 한 명이 나에게 "대학원 생활은 어떠셨어요?"라고 물었다. 입학해서 수업을 듣고 논문을 작성하고 졸업하기까지의 과정이 꽤나 힘들지만, 상상 그 이상으로 힘들지만 그럼에도 성취감은 물론이거니와 내가 하는 일을 또 다른 시각으로 바라볼 수 있게 된다. 또한 업무를 할 때 조금 덜 기계적으로 접근하게 된다. 연차가 쌓이면 너무 고되다 보니 잠시 아무 생각 없이 무기력해져서 내가 사람인지, 기계인지 헷갈리는 순간이 온다. 이럴 때 가끔은 "학생 때로 돌아가고 싶다."라고 말하는 지인들도 있다. 대학원 생활은 나름 학생 때로 돌아갈 수 있는 기회이며, 고생은 좀 하더라도 새로운 마음가짐으로 내 업무에 눈을 반짝이며 임하게 되는 계기를 마련해준다. 언젠가 어엿한 임상병리사가 되고 난 뒤 이러한 순간이 온다면, 그중에 대학원 진학에 대한 생각을 한 번이라도 했던 적이 있다면 꼭 도전해보기를 추천한다.

숨겨진 존재였던 임상병리사가 알려지게 된 계기, SARS-CoV-2 대유행

"세계가 주목한 코로나19 진단검사의 모든 것"

〈시사in〉이라는 인터넷 뉴스에 실렸던 기사 제목이다. 해당 기사에서는 코로나 감염의 확진을 위해 어떤 과정을 거쳐야 하는지, 그리고 그 과정을 '진단검사'라고 한다는 것을 설명했다. '진단검사'라는 용어가 코로나 사태로 인해 상당히 대중화되었다. 하지만 기사에는 검사를 하는 임상병리사의 존재의 중요성보다 검사 과정 및 거짓 양성과 거짓 음성에 대한 내용 위주로 언급되어 있었다. 심지어 수정하고 싶은 내용들도 있었기에, 검사자가 아니라면 정확한 내용을 전달하기 어렵다고 생각하게 하는 기사였다.

진단검사란 무엇일까? 말 그대로 진단을 위한 검사로, '진단'은 환자의 병 상태를 판단하는 일이며 '검사'는 도구나 장비를 이용하여 피검자 또는 검체를 분석하고 결과를 판단하는 일이다. 진단검사는 임상병리사의 '법률로 정해진' 업무다. 이런 일을 하는 임상병리사란 직업이 참으로 비밀스러운 직업군이라는 생각이 든다. 사실 어느 직업이나 '관계자 외 출입 금지'인 곳은 많지만 그중에서도 외부인이 접근하면 안 되는 위험 구역이나 관리 구역이 있지 않은가? 그 선이 다른 여러 직종에 비해 명확한 편이다. 심지어 같은 병원의 직원들이라도 검사를 위한 공간에는 쉽게 진입하지 못한다. 이렇게 비밀스럽다 보니 검사실 직원이 아니거나 관련 장비 업체의 직원들이 아니면 임상병리사들이 구체적으로 무슨 일을 하는지 잘 모른다. 예전에는 다른 직종의 선생님들에게 '선생님은 무슨 일을 해요?'라는 질문을 자주 들었다.

그러던 어느 날 2019년도 12월에 처음으로 '우한 폐렴'이라는 이름이 언급되기 시작했고, 유행이 우려되니 국가 차원에서 감염 관리에 힘쓰길 당부했다. 2003년에 유행했던 사스(SARS, 중증급성호흡기증후군), 2009년도 수능 시즌에 유행하여 수험생들에게 고통을 안겼던 신종플루, 2015년에 중동에서 유입된 메르스(MERS, 중동호흡기증후군)는 국내 또는 계절 감염의 선에서 끝이 났었다. 이번 코로나 사태도 무사히 넘어갈 줄 알았다. 하지만 이번 유행은 전 세계적으로 유행하였고 많은 사상자가 발생했다.

세균 감염은 감염을 일으킨 세균에 감수성이 있는 항생제를 찾아내서 적절한 치료를 할 수 있지만 바이러스 감염의 경우는 약물 치료가 쉽지 않다. 하물며 코로나 사태를 일으킨 코로나바이러스(Coronavirus)는 RNA 바이러스로서 변이를 쉽게 일으킨다. 유행한 바이러스조차도 이미 번이 바이러스이기에 당장 예방할 수 있는 백신도 없는 실정이었다. 감염을 피하는 것이 최선이었고 국민 모두가 스스로를 지키는 방법이 거의 전부였다.

건강한 성인도 감염되었을 때 꽤나 큰 고통을 안겨주는데, 하물며 면역력이 약화된 기저질환 환자나 어린아이들 또는 노인들에게는 매우 치명적이었기에 백신과 명확한 치료제가 없는 그 시기에는 그저 전파를 막는 것이 최선이었다. 전파를 막기 위해서는 보균자 또는 무증상자의 존재도 빠른 시간 안에 찾아내어 격리시켜야 했다. 호흡기 감염의 전파력은 증상이 나타나기 전에 가장 큰 특징이 있기 때문에 보통은 예방접종으로 예방을 하지만 이때는 그럴 수 있는 상황이 아니었기 때문에 감염자와 접촉을 했다면 무조건 검사를 하는 수밖에 없었다.

이때 큰 역할을 한 것이 진단검사의 검사 방법 중 하나인 PCR 검사다. PCR은 '중합효소연쇄반응'이라는 검사 기법인데 다양한 유전자 관련 질환의 진단에 이용되며, 생명체도 무생명체도 아닌 애매한 존재의 바이러스의 유무 검사에도 적합하다. 기존의 코로나바이러스와 COVID-19의 유전자 측면에서 차이가 있을 것이다. 그 유전자를 검출하여 확진하는 검사이며, 원리는 COVID-19가 가진 특이 유전자를 증폭시켜 유전자의 유무를 확인하는 것이다. 아무리 증폭시켜도 해당 유전자가 없다면 COVID-19 감염이 아니라고 할 수 있다. 타 검사에 비해 시간이 많이 소요되지만 유전체를 대상으로 하는 검사이기에 민감도가 높은 검사 기법이다. 대신 그만큼 제어해야 할 요소들이 많고, 그에 대한 부분은 검체나 검사를 위한 시약 또는 장비에 대해 충분히 숙련된 검사자만이 관여할 수 있는 영역이다.

　뉴스에서는 하루에도 몇 번씩 '진단검사를 위한 PCR 검사'를 받으라고 요구했고, 집에서나 밖에서나 이 말을 삼시세끼 밥 먹는 것보다 더 자주 듣게 된 국민들은 그 뜻을 정확히 몰라도 뇌리에 박혔다. 국민들은 어느 순간 '그런데 그게 뭐야?'라는 호기심을 가졌고, 인터넷 커뮤니티에는 용어의 뜻을 알고 싶어 하는 사용자들이 질문을 올리는 경우도 있었다. 그렇게 1, 2년이 지나고 나서야 이전에 비해 조금은 더 알려지게 되었다. 코로나 팬데믹 전까지만 해도 대중들에게는 '검사'라는 영역이 간호사의 업무로 인식되어 있었지만 이제는 간호사가 아닌 '다른 직종'의 업무 영역인 것으로 많이 알려진 것 같다. 하지만 PCR이 진단을 위한 검사라서 그런 건지, 임상병리사라는 사람을 직접 만나 언급할 일이 잘 없어서 그런 건지, 그것도 아니면 직업명이 조금 어려운 건지 아직은 만족스러울 정도로 '임상병리사' 직업이 알려지지는 않은 것 같다.

　'내 직업이 알려지는 게 중요해?'라고 생각할 수 있다. 뭐 일적인 부분에서는 굳이 널리 알려져서 뭐가 좋을까 싶기도 하지만 실상은 그렇지 않다. 과거에 〈무한도전〉이라는 예능 프로그램에서 출연자들이 검사를 받기 위해 채혈하는 장면이 나왔는데, 자막에 '임상병리사'를 '간호사'로 표시하여 '임상병리사협회'에서 정정을 요청한 적이 있다. 대중들이 접하는 매체에서 정확한 정보를 전달해야 하는데 잘못된 정보를 표기했기 때문이다.

　실제로도 채혈실의 내원객들은 임상병리사들에게 '간호사'라고 칭

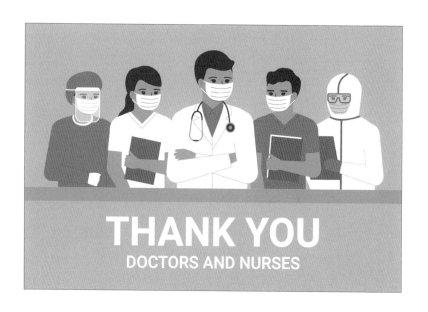

하는 경우가 많다. 남자 직원에게는 "남자 간호사가 채혈실에 있는 경우는 처음 봐요."라고도 말한다. 이번 코로나 사태에 의료진들에게 감사함을 표시하는 포스터가 많이 생겨났다. 하지만 그 포스터에는 의사와 간호사의 노고만 주로 언급되었을 뿐 우리 임상병리사에 대한 언급은 없었다. 시간이 지나고 '의료진'으로 통합되었지만, 많은 일러스트들을 보면 의사와 간호사 의복 그림만 있을 뿐 검사자를 표시하는 그림을 접하기가 쉽지 않다. 그래서 여전히 "진단검사? 그거 간호사가 하는 거 아니야?"라는 말도 가끔 듣는다. 나의 일이 타인의 영역으로 인식되면 생각보다 기운이 빠진다.

국제 ISO 인증을 획득한 K-방역에는 모든 의료진들의 각각의 역할이 매우 중요하다. 그렇기에 신속하고 정확한 검사 결과를 도출하려면 임상병리사의 역할이 매우 중요한 것이다. 예전에는 내 직업에 대해 설명하면 대부분 이해하기 어려워했다. 여전히 환자와 검사자의 입장에서 마주하는 일이 생기면 우리를 '간호사'라고 칭하는 분들이 많이 있다. 그러나 코로나 사태 이후에는 '코로나 검사를 하는 사람이야.'라고 하면 물음표에서 느낌표로 반응이 바뀌었다. 이제 조금 우리 일이 알려졌다고 느낀다. 이제는 임상병리사를 보면 "무슨 일을 하는 사람이야?"가 아니라 누구든지 "아, 검사하는 사람이구나!"라고 말할 수 있는 날이 오길 바란다.

(제5장)

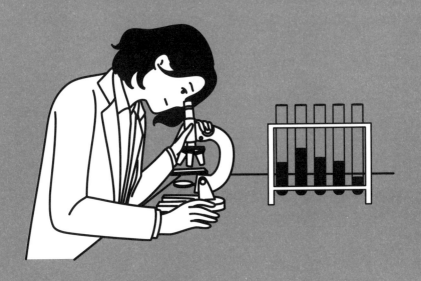

어떤 분야에서,
어떻게 일할까?

식약처 보건직 공무원

자기소개

4년간 대학병원의 진단검사의학과에서 근무했고, 현재는 공공기관에서 의료기술직 공무원으로 근무 중인 임상병리사다.

간략한 업무 소개

해당기관에서 의료기기 회수 및 수거 업무를 맡고 있다. 업체에서 신고(또는 허가)한 사항대로 만들고 있는지 감시하고, 유통 중인 제품을 수거해 문제가 발견되면 회수하고 폐기하는 등의 적절한 조치를 한다.

이러한 과정을 통해 국민이 믿고 안전하게 의료기기를 사용할 수 있도록 하는 국민안전 지킴이 역할을 하고 있다.

좀 더 자세히 이야기하면, '의료기기'라고 했을 때 병원에 있는 커다란 검사용 장비들이 떠오를 것이다. 검사실에서 사용하는 혈액 검사, 화학 검사 시약, 장비도 의료기기지만 가정에서 쓰는 혈압계, 임신테스트기, 콘돔 등 우리 주변에서 흔히 볼 수 있는 것도 의료기기다.[12] 사람이나 동물에게 사용되는 의료기기를 안심하고 믿고 사용할 수 있도록 의료기기를 제조하거나 수입하는 업체를 감시하는 역할을 하고 있다.

이전 병원에서 했던 업무는 무엇이었나?

대학병원 진단검사의학과에서 약 4년간 근무했는데, 주요 업무는 생화학 검사 및 면역 검사였다. 환자의 검체가 검사실에 도착하였을 때 처방에 맞는 적절한 채혈이 이루어졌는지 확인하는 업무를 하였다. 첫 번째로 원하는 검사 항목에 적합한 혈액 보틀을 사용했는지 확인하고, 다음으로 검체를 전처리한다. 다시 말해 혈액, 소변 등 환자로부터 채취된 다양한 가검물들을 검사 항목에 맞게 처리하는 것이다. 이렇게 전처리가 완료되어 검사를 진행함에 문제가 없는지 다시 한번 검체의 상

---

12 의료기기법에서는 의료기기를 '사람이나 동물에게 단독 또는 조합하여 사용되는 기구·기계·장치·재료·소프트웨어 또는 이와 유사한 제품'이라고 정의하고 있다.

태를 확인 후 진행하고, 도출되는 결과를 다시 확인하여 특별한 문제가 없다면 임상에 보고한다. 이렇게 도출된 결과가 믿을 수 있는 결과라는 신뢰도를 높이기 위해 시약관리 및 정도관리와 더불어 장비를 점검하는 업무도 했다. 이런 검사실 경험이 현재 기관에서 체외진단의료기기 관련 업무를 할 때 많은 도움이 되었다.

병원 업무와 현재 업무의 가장 큰 차이점은 무엇이라고 생각하는가?

가장 큰 차이는 '응대 고객'일 것이다. 병원에서는 진단검사의학과(검사실)에서 근무했기 때문에 환자들을 대면하지 않았고, 나의 고객은 병원 직원들이었다. 간호사나 의사가 나에게 연락하는 이유는 검사 소요시간이나 설명, 빠른 검사 요청 등이 대부분이었다. 하지만 공무원은 외부 고객, 민원인(국민)을 응대해야 한다. 병원의 내부 고객(직원)은 서로의 사정을 잘 알기 때문에 어느 정도 협조적인 부분도 있고, 문의 내용도 간단한 편이다. 반면 외부 고객은 민원 필요 서류부터, 해당 민원 내용도 모르는 경우도 있기 때문에 최대한 이해하기 쉽고 상세한 내용 설명도 필요하다. 또한 내가 설명한 내용이 기관의 입장을 대변하는 경우도 있기 때문에 더욱더 신중하고 공적인 응대가 필요하다.

외부 검사 수탁센터

자기소개

이전에는 병원의 검사실에서 근무했고, 현재는 외부 검사 수탁센터에서 근무하고 있는 임상병리사다.

간략한 업무 소개

외부 검사 수탁이란 말 그대로 검사를 수탁 받는 곳이다. 여러 병원에서 우리 센터에 검사 요청을 한다. 일정 규모 이상의 병원은 자체 검사실 운영하지만 검사실을 운영하지 않는 작은 규모의 병원들과 영업적으로 얽혀 있다. 즉, 개인 병원이나 보건소 등에서 검사를 의뢰하는 검체들을 검사한다. 내원하는 환자들의 검체를 채취하면 그 검체들을 센터에서 수거하고, 그렇게 수거된 검체를 의뢰한 병원 측에서 요구하는 처방에 맞게 검사하게 된다. 환자를 응대하는 곳이 아니다 보니 생리기능 검사실이 없다. 크게 병리과와 진단검사의학과 그리고 우리에게 검사를 의뢰하는 기관들을 응대하는 영업팀으로 나뉘어져 있다.

이전 병원에서 했던 업무는 무엇이었나?

병원 검사실에서는 환자를 직접적으로 만나야 해서 서비스적인 업무가 많았고, 환자의 상태를 실시간으로 확인하며 검사 결과와 비교할 수 있어 검사 결과의 임상적 의의를 동반한 해석 능력이 지금보다 더 중요시되었다. 하지만 의뢰기관에서의 업무는 환자를 대면해야 하는 감성적인 업무는 전혀 없는 반면, 전국에서 의뢰한 건을 매일 검사해야 하기 때문에 업무량이 매우 많다. 그렇다 보니 장비 수도 많아 장비의 유지 보수 및 관리에도 손이 많이 간다. 개인적인 생각이지만 병원은 졸업 후 학교에서 배운 지식을 실제 업무에 대입하며 다지기 좋고, 의뢰기간은 다양하고 수많은 업무량으로 개인적 검사 능력을 키우기 좋다고 생각한다.

병원과 현재 직장을 비교했을 때
가장 큰 차이점은 무엇이라고 생각하는가?

앞에서 잠깐 언급했지만, 우리는 많은 병원들과 업무적으로 연결되어 있다. 일반 의원급이나 준종합병원급 기관에서 시행되지 못하는 다양한 검사의뢰를 받아 검사를 수행한다. 검사실이 갖춰져 있지 않은 기관뿐만 아니라 검사실을 운영하는 큰 규모의 병원에서도 자체 검사실에서 진행하기 어려운 검사를 우리에게 의뢰하기도 한다. 그만큼 검사의 종류가 다양하다. 게다가 지역 내의 많은 의료기관에서 다양한 검체를 수거하기 때문에 업무량도 많다. 보통 '업무량'이라고 하면 검체량만 생각하기 쉬운데, 임상병리사는 검사 하나당 함께 묶여 있는 장비 및 외·내부 정도관리 업무도 함께 수행되기 때문에 업무량이 꽤 많다. 또 다른 차이점 중 하나는 업무 시간이다. 병원의 경우는 보통 아침부터 초저녁까지 진료 시간인데, 우리는 주로 야간에 근무한다. 병원 진료 시간에 채취된 검체를 수거해서 검사를 진행하고 다음 날까지 결과 보고를 해야 하기 때문이다.

대한적십자사 남부 혈액 검사센터

자기소개

대한적십자사 산하의 남부 혈액 검사센터에서 근무하고 있는 임상병리사다.

적십자사 헌혈 관련 사업의 간략한 소개

적십자사의 다양한 사업 중 헌혈 혈액 관련 부분에 대해 설명하자면, 일반적으로 많은 사람이 알고 있는 헌혈 장소인 '헌혈의 집', 헌혈의 집에서 헌혈된 혈액을 검사하는 '혈액 검사센터', 혈액 검사센터에서 검사 과정을 거쳐 환자에게 수혈 가능한 혈액을 공급하는 '혈액원' 이렇게 크게 3곳으로 나눌 수 있다. 이 외에도 많은 세분화된 곳이 있고 많은 사업을 하고 있지만 임상병리사의 업무와 직접 연결된 이 세 곳을 위주로 설명하려 한다.

'헌혈의 집'은 헌혈을 하고자 하는 건강한 사람[13]이 직접 방문하면 문진 후 혈액을 채취하는 곳이다. 이 과정은 임상병리사가 아닌 간호사의 영역이므로 자세한 설명은 생략한다.

다음으로 '혈액 검사센터'는 헌혈의 집에서 채취된 혈액이 환자에게 공급함에 문제가 없는지 다양한 검사를 하는 곳이다. 이 검사센터에 있는 헌혈 혈액을 검사하는 검사자 선생님들이 바로 임상병리사다. 흔히 알고 있는 ABO/Rh를 비롯한 다양한 종류의 혈액형 검사, 간기능 검사나 기타 혈액 내의 성분을 분석하는 생화학적 검사, B형/C형 간염 바이러스 관련 항목 및 HIV 유무를 확인하는 핵산증폭 검사 등을 통하여 헌혈 혈액의 문제 여부를 찾아내는 일을 하고 있다.

'혈액원'은 혈액 검사센터로부터 각종 검사를 통해 안전한 혈액이라고 판단된 혈액들을 필요로 하는 곳에 공급하는 곳이다. 공급팀과 제제팀으로 나뉘는데 먼저 공급팀에서는 혈액의 재고 확인, 혈액의 상태(혈액의 무게, 혈액백의 파손 유무 등)를 확인하고, 여기서 통과되면 제제팀으로 가서 혈액을 분리한다. 혈액은 둘로 나누면 혈장과 혈구로 분리할 수

---

13 전혈 헌혈 가능 연령은 만 16~69세이며, 혈장 성분 헌혈 가능 연령은 만 17~69세다. 단, 65세 이상인 사람은 60~64세에 헌혈 경험이 있는 자에 한하여 헌혈이 가능하다.

있고 셋으로 나누면 혈구, 혈장, 혈소판제제로 나눌 수 있다. 이러한 혈액 구성성분을 여러 가지 방법으로 분리하여 농축적혈구, 여과된 농축적혈구, 혈소판제제, 동결제제 등으로 제조한다. 이 외에도 수많은 형태로 혈액제제가 있는데 이렇게 분리된 혈액제제들은 다시 공급팀으로 이동한다. 제제의 상태에 따라 냉동, 냉장 또는 실온 등 적합한 환경에 혈액을 보관한다. 이렇게 보관된 혈액은 필요한 경우 혈액을 구매하러 온 작은 의료기관에 직접 공급하거나 큰 병원의 경우 특정 시간에 대량으로 신청하는데, 재고 파악 후 공급 가능한 양만큼 공급한다.

학부 시절 실습했던 병원 검사실 업무와 현재 혈액 검사센터 업무의 차이점은 무엇인가?

처음부터 혈액 검사센터에서 근무하게 될 거라 생각해본 적은 없었다. 취업 준비를 하면서 우연히 공고를 확인하고 조사를 해보니 병원만 아닐 뿐 학교에서 배웠던 임상병리사 업무를 하는 곳이어서 지원하게 되었다. 실제로 일을 해보니 병원에서 근무하는 선생님들의 일과 크게 다르다는 생각을 하지는 않지만, 분명하게 보이는 차이점은 있다.

첫 번째는 '검사 대상자'다. 병원은 연령에 관계없이 '아픈 사람'이 대상이다. 물론 검진을 위해 오는 사람들도 있겠지만, 대부분은 아파서 내원했거나 입원을 한 사람으로부터 채취된 검체를 검사하는 곳이 병원 내 검사실이다. 하지만 우리는 '건강한 사람'의 혈액을 검사하는 곳이다. 헌혈이 가능한 일정 연령대의 사람으로부터 채취된 혈액을 이용하여, 이 혈액이 안전한지 확인하는 것이 우리의 업무다. 건강한 사람이라 할지라도 문진 과정 시에 약 복용 또는 해외여행 여부를 확인하여 헌혈 부적격자를 거른다. 이후에도 많은 요소들에 의해 문제될 것으로 예상되는 부분은 다 걸러진다. 아무래도 병원은 진료과별로 또는 환자의 상태별로 처방이 상이할 뿐 아니라, 짧은 시간 내에도 그 검사 항목들의 특정 수치 변동이 클 수도 있고 없어야 할 수도 있기 때문에 수많은 항목들에 대한 충분한 이해가 있어야 한다. 그런데 여기서는 각각 검사 항목들의 참고치(Reference value)라는 것이 있고 대부분 이 참고치를 벗어나지 않는 수천 개의 혈액들 중 벗어나는 혈액들을 찾아내는 일이 주업무다.

두 번째 차이점은 '검체량'이다. 병원은 기본 검사가 있지만 검사 항목들이 매우 다양하며 검사 이후에는 상황이나 필요에 따라 처방을 달리한다. 하지만 헌혈 혈액을 검사하는 항목은 정해져 있다. 연령이나 성별에 상관없이 모든 헌혈자에게는 혈액형 검사, 생화학적 검사, 바이러스 항원 검사, 항체 검사가 동일하게 시행된다. 내가 일하는 남부 혈액센터는 경상도를 관할하는데, 한마디로 경상도에서 헌혈한 모든 사람들에게 같은 검사를 시행하는 것이다. 그래서 검체가 정말 많다. 즉, 다양성보다는 검사 건수가 많은 곳이다.

세 번째는 '항응고제'다. 학교에서 채혈 관련 실습 시간에 배우는 게 있는데, 바로 혈액 튜브의 색깔이다. 각 혈액 튜브에는 항응고제, 즉 혈액의 응고를 방지하는 약품 또는 응고를 촉진하는 약품이 포함되어 있어 그것을 뚜껑의 색깔로 구분하는 것이다. 하지만 적십자에서 사용하는 혈액 튜브는 항응고제가 아니라 부서를 구분하기 위해 색이 구분되어 있다. 생화학용 Plain(아무 물질도 포함되어 있지 않은 튜브)을 제외한 나머지 네 부서는 모두 EDTA 튜브를 사용한다. 검사 업무를 위해 자체 제작된 것이다.

현 근무지가 자신의 성향과 잘 맞는가?

나와 잘 맞는다고 생각한다. 업무량이 많긴 하지만 그에 비해 혈액 검사센터에는 큰 이벤트가 많이 없다. 이미 충분히 문제가 없을 것이라고 여겨진 검체들이 오기 때문에 이곳에서 검사하고 약간의 문제가 있다면 금방 확인이 가능하고 걸러낼 수 있다. 반대로 병원은 너무나 다양한 이벤트가 많이 발생한다고 한다. 예를 들어, 혈액학 검사실에서 검사하면서 몇 시간 사이에 갑작스레 증가한 헤모글로빈(혈색소 수치)을 발견한다면 해당 환자가 검사했던 이전 결과를 확인해야 한다. 혹시 수혈 받은 기록이 있는지, 기록이 없다면 혹시 다른 이벤트가 있는 건 아닌지 병동에 확인 전화도 해야 한다. 개인적인 성향상 이런 연쇄적인 추측을 하면서 공부하는 건 좋지만 업무와 연결되면 많이 힘들것 같다.

그러나 이것도 혈액 검사센터의 이야기이고, 공급팀과 제제팀이 있는 혈액원은 혈액을 구매하는 민원을 대하는 곳이다 보니 이곳과는 또 다른 업무 영역이다. 검사된 결과들을 토대로 혈액을 분리하고 불출하는 업무를 하다 보니 검사에 대한 부담은 없더라도 민원에 대한 스트레스가 어느 정도 있지 않을까 예상된다.

적십자사만의 특별한 복지는 무엇인가?

다른 곳도 비슷한 복지가 있을 수도 있지만, 첫 번째로 내가 근무하는 남부 혈액 검사센터에서는 동호회를 만들 수 있고 지원금을 제공한다. 나를 포함해서 게임을 좋아하는 몇몇 선생님들과 보드게임을 하는 모임을 만든 적이 있다. 두 번째로 2회 헌혈을 하면 반차를 제공하고, 4회 헌혈 시 연차 또는 공가를 제공한다. 아마 이 부분은 국립대학교병원도 해당될 것이다. 다만 헌혈로 인해 발생한 공가는 빠른 시일 내에 사용해야 하고 누적은 안 된다. 세 번째는 의복비가 지원되는데 이 부분은 내규인지는 잘 모르겠지만 2년에 한 번씩 아웃도어와 신발이 지원된다. 마지막으로 시간 선택제가 있다. 보통 일반적으로는 8시간 근무를 하는데, 부서 내에서 협의가 된다면 하루 4시간 근무를 할 수도 있다. 물론 이 부분은 부서 사정에 따라 어려울 수도 있다.

장비업체 학술부

자기소개

현재 초음파 장비업체에서 초음파 어플리케이터로 일하고 있는 임상병리사다.

간략한 업무 소개

초음파는 비침습적인 방법을 통하여 영상학적으로 질병의 유무를 확인할 수 있는 검사 중 하나다. 다른 영상학적인 검사 방법에는 CT나 MRI가 있는데 이는 조영제를 투약하거나 검사 전 몸에 있는 모든 금속을 제거해야 하는 번거로운 과정들이 선행된다. 또한 비용적인 면에서도 부담이 적지 않다. 반면에 초음파 검사는 조영제를 주사했을 때 발생하는 부작용에 대한 부담이 없고, 검사 과정도 CT나 MRI 검사에 비해 간단할 뿐만 아니라 비용 부담도 덜하다는 장점이 있다. 산부인과에서 임산부의 배를 프로브(초음파가 발생되는 부분)로 문지르며 초음파를 통해 스캔된 태아의 모습을 이미지로 확인하는 것을 생각하면 이해가 쉬울 것이다. 꼭 태아의 모습뿐만 아니라 같은 방법으로 갑상선이나 심장 등 여러 신체 부위를 초음파로 확인할 수 있다. 나는 회사에서 학술팀에 소속되어 있다. 주업무는 우리 회사의 초음파 장비가 설치되어 있는 병원이나 의원 또는 검진센터에서 우리 장비로 검사를 할 때 화면에 보고자 하는 부위 그리고 그 부위에 병변이 있다면 질환의 병변을 잘 보이게 세팅하는 것이다.

이때 장비 설치와 장비에 대한 안내를 모두 다 하는 건 아니다. 장비 설치 관련 업무는 기술팀에서 하고 있다. 기술팀은 장비를 직접 설치하고 설치한 초음파 장비에 하드웨어나 소프트웨어 혹은 장비 자체에 문제가 발생하였을 때 대응하는 업무를 하는데, 주로 의공학과를 졸업한 분들이 많이 종사한다. 앞서 설명한대로 학술팀은 기술팀이 설치한 장비를 사용하여 보고자 하는 부위를 스캔했을 때 사용자가 스캔된 이미지를 잘 볼 수 있게 도와주는 역할을 한다. 그 외에도 대학병원의 교수님들이 초음파와 관련된 논문을 작성할 때가 있는데, 우리는 해당 질환에 대한 자료를 취합하고 모으며 타 장비에 비해 우리의 장비가 해당 질환 진단에 이점이 있는지에 대한 연구를 하고 객관적인 자료를 제시하기도 한다. 이 부분이 가장 학술팀 같은 느낌이 들지 않는가?

임상병리사로서 심초음파 어플리케이터가 된 계기는 무엇인가?

원래 나는 종합병원 내에 있는 심혈관센터 소속의 심장초음파 전담 임상병리사로 근무했었다. 아마 의료법규를 공부했거나 임상병리학과 4학년 이상이면 아는 부분인데, 임상병리사 업무 영역에 '환자 심장초음파 검사'가 있다. 심장초음파를 검사하는 임상병리사로 일했고, 우연한 기회에 의료기기 회사의 '심장 관련 파트 임상병리사 어플리케이터'라는 직군의 채용공고를 접하게 되었다. 병원에 근무하면서 심장초음파와 더불어 심혈관 파트를 더 넓게 접할 수 있는 경험을 원했지만, 아무래도 병원 내의 업무는 법률로 영역이 정해져 있다 보니 병원에서는 그게 쉽지 않았다. 그러한 나의 니즈를 충족시키는 곳이 초음파 장비업체의 학술팀이었다. 여러 병원을 고객으로 상대하면서 다양한 검사 결과를 접할 수 있을 것이라 생각했고, 이를 이용하여 견문을 넓힐 수 있을 것 같아 이직을 선택했다. 그렇게 지금은 초음파 장비업체의 학술부에 소속되어 있다. 그리고 이곳에서 심초음파만 하는 것이 아니라 여러 초음파 학술 업무를 병행하고 있다.

병원 업무와 현재 학술팀 업무의
차이점은 무엇이라고 생각하는가?

채용공고에 '심초음파 관련'이라고 되어 있어서 입사 전에는 교과서에서 배우는 초음파의 원리 및 심장초음파가 임상에서 어떻게 이용되고 어떤 질환에 주로 진단되는지를, 기존 병원 업무를 통해 숙지한 기술 및 이론과 병행하며 공부하면 될 거라 생각했다. 하지만 학술부에 입사해 보니 초음파의 기초부터 탄탄하게 익혀야 했다. 초음파 기술은 물리학이 기초되어 있기 때문에 초음파 물리학 공부를 통해 기초를 다져야만 했다. 다행히도 심초음파 업무를 할 때 꽤 재미있게 일했고 항상 궁금증을 가지며 일했던 덕에 기초를 새로 다질 때도 큰 어려움은 없었다.

의료기기 업체의 학술부이다 보니 심장초음파 장비에 대한 원리와 지식뿐만 아니라 장비로 심장을 확인했을 때 나타나는 다양한 이미지에 대한 지식도 충분해야 한다. 아마 임상 경험이 있기 때문에 이런 부분에 있어서는 다른 근무자들에 비해 이점이 되었을 것 같다. 더불어 초음파 장비를 이용하는 고객, 즉 의사나 임상병리사들에게 장비에 대해 이해하기 쉽게 설명할 수도 있어야 한다. 학술적인 부분과 더불어 우리 제품을 어려움 없이 잘 이용할 수 있도록 도움을 주는 역할도 우리 업무 중 하나다. 이를 위해서는 다양한 성향의 고객들과 소통하는 방법도 필요하다. '그저 설명인데, 소통의 기술까지 있어야 한다고?'라고 생각할 수도 있는데, 너무 형식적으로 설명하면 고객들이 받아들이기 어려울 수도 있다. 우리 장비를 이용하는 고객 입장에서 설명이 어렵다면 장비에 대해서도 어려움을 느낄 것이다.

병원에 근무할 때도 검사하러 온 환자(고객)를 응대했었다. 그때는 환자에게 검사 방법에 대한 설명과 검사 중 취해야 하는 자세 정도를 설명했고, 그 나머지는 나의 일이었다. 그만큼 환자의 협조가 많이 필요한 업무가 아니라, 내가 환자의 심장 형태나 병변을 잘 잡아내면 되는 것이었기에 많은 설명이 필요 없었다. 병원에서는 이 업무를 고정적으로 반복한 반면, 지금 일하고 있는 회사는 이 장비를 직접 사용하는 고객이 어려움 없이 잘 사용할 수 있도록 추가적으로 설명을 해야 할 때도 있다. 장비 유저(소노그래퍼[14] 혹은 의사)가 장비를 사용하게끔 유도하기 위해 장비에 대한 이해를 돕거나 설득해야 하는 부분이 병원 업무와는 조금 다른 점인 것 같다.

심초음파 어플리케이터가 되기 위해 어떤 준비가 되어 있으면 좋을까?

사실 이 분야는 영상 부분을 다루다 보니 임상병리사가 많지 않은 편이다. 하지만 임상병리사는 검사자이기 전에 정말 많은 장비를 다루기 때문에 반엔지니어라는 우스갯소리도 가끔 한다. 그러다 보니 장비

---

14 소노그래퍼(Sonographer): 심초음파 보조 인력.

를 접하고 이해함에 있어서는 큰 어려움이 없을 것이다. 그리고 업체라는 특성상 많은 병원들을 고객으로 하다 보니 병원 한곳에서 근무하는 것에 비해 훨씬 다양한 업무를 경험하게 된다. 그런 것들이 기반이 되어 미국진단초음파협회(American Registry For Diagnostic Medical Sonography, ARDMS)에서 주관하는 Adult Echocardiography라는 미국 초음파 자격증을 취득하기도 했다. 정말 뿌듯했다.

그리고 가장 중요한 것은 업무의 특성상 출장이 잦다. 거의 전국을 돌아다닌다. 그래서 여행을 좋아하는 사람들은 이 출장을 잘 활용한다 (업무 중에 농땡이를 부릴 수 있다는 의미는 절대 아니다). 업무 시간 외 쉬는 시간이 있으면, 나 같은 경우 맛집을 방문하거나 관광 명소를 잠시 방문하기도 한다. 이게 출장의 묘미이지 않을까 싶다.

해외에서 근무하는
임상병리사

임상병리학과에 재학 중인 학생이나 현재 임상병리사로 근무하고 있는 선생님들 중에는 한 번쯤 국내가 아닌 해외 근무에 대해 생각해본 적이 있을 것이다. 학부 시절에 해외로 진출하는 의료기사(당시에는 임상병리사가 아닌 타 직종 의료기사였다)의 근무 환경에 대한 기사를 접하면서 나 역시 환상을 가져본 적이 있다. 실제로 해외 임상병리사의 경우는 국내보다 급여나 근무 조건이 조금 더 매력적이라는 인식에 한 번쯤은 도전하려는 사람들이 있다.

그러나 해외 진출 도전의 성공 확률은 높지 않다. 아무래도 국내에서 임상병리사 면허를 취득하여 해외로 진출한 경우가 드물다 보니 정보를 얻기 어려워서일지도 모른다. 그래서 어려운 도전에 성공하여 현재 해외에서 근무하고 있는 선생님의 인터뷰를 공유해보려 한다.

자기 소개

한국에서는 지방에 있는 한 대학병원 소속이었고 10년 가까이 근무했으며, 현재는 북마리아나제도[15]의 사이판이란 섬에 있는 종합병원에서 근무하고 있는 13년 차 임상병리사다.

간략한 업무 소개

현재 나는 야근 근무를 전담하고 있다. 주 4회 21시에 출근하여 익일 7시까지 총 10시간을 근무하고 이후 3일의 휴식 기간을 가진다. 내가 일하는 병원의 검사실에 소속된 야간 근무자는 임상병리사인 나와 채혈을 담당하는 채혈사인 플레보토미스트(Phlebotomist, 이하 플렙스) 2명이 있다. 여기서 플렙스에 대해서는 생소할 텐데 잠시 이야기하자면, 채혈실 소속의 임상병리사랑은 조금 다른 개념이다. 여기 병원에서는 야간뿐만 아니라 24시간 내내 채혈을 전담하는 플렙스가 따로 있다. 6개월가량 짧은 교육 과정을 거쳐 시험을 치른 뒤 자격이 주어지면 할 수 있는 직업으로 알고 있다. 플렙스가 직접 채혈하기 때문에 병동이나 응급실에서는 소속 간호사들이 환자를 직접 채혈하지 않고 채혈이 필요할 때마다 검사실로 전화를 한다. 그러면 전화를 받은 플렙스가 직접

15　오세아니아에 위치한 미국의 자치령으로, 인구 약 5만 명이며 수도는 사이판이다.

병동이나 응급실로 가서 채혈을 하고 있다.

다시 나의 업무에 대해 이야기하자면, 출근해서 검사 업무를 하기 전에 사용하는 모든 장비의 정도관리를 시행한다. 임상병리사 업무의 꽃이라고도 여겨지는 정도관리는 검체로부터 도출된 결과를 신뢰하기 위해서 가장 중요한 부분이 아닐까 하는 생각이 든다. 이 외에도 자정이 되면 모든 장비의 온도를 확인하고 아이워셔(눈에 약품이 튀었을 때 눈을 세척할 수 있는 장비)가 잘 작동하는지 등 검사실 전체를 점검한다.

이런 기본적인 점검과 더불어 병동과 응급실로부터 오는 다양한 검체들을 검사하는 것이 나의 업무다. 한국에서 근무했던 병원의 야간 응급 업무와 거의 비슷하다. 혈액학 검사, 화학 검사, 수혈의학 검사, 요체액 검사 등이 기본이고 최근에는 코로나의 유행으로 PCR 검사가 추가되었다. 또한 가끔은 미생물 관련 업무도 하고 있다.

국내 임상병리사와 해외 임상병리사의 차이점은 무엇이라고 생각하는가?

개인적으로는 업무 강도가 한국보다는 약한 것 같다. 한국에서처럼 퇴근했을 때 넋이 나간 느낌을 받지는 않는다. 또한 기본적인 노동법을 준수하고 있어 근무 시간이나 휴가는 확실히 지켜지고 있다. 만약 업무 중이나 출근 전에 갑자기 몸이 아파 업무를 할 수 없는 등의 지장이 생겼다면 대체할 수 있도록 근무자가 충분하기 때문에 병가를 편하게 사용할 수 있다.

아마 연봉에서도 차이가 좀 있을 것이다. 내가 일하는 곳은 인구가 5만 명 정도인 작은 섬이라 근무하는 병원의 규모가 작다. 그렇지만 미국령이다 보니 아무래도 미국의 의료시스템을 따라가고 그것을 기반으로 병원이 운영된다. 마찬가지로 급여 역시 이 의료시스템에 따라 정해진다. 나는 취업 비자로 근무를 하고 있어 영주권이 있는 근무자들에 비해 조금 적게 받는 편으로, 시급은 대략 25달러(한화로 약 32,000~34,000원) 정도다. 이곳에는 한국의 시간제 근무자처럼 단기 근무자도 가끔 채용한다. 예를 들어 최근 코로나 팬데믹 기간에는 트레블텍(Travel Medical Technologist, 단기 고용된 임상병리사)을 고용했었는데 그들의 경우는 시급이 100달러 정도였다.

한국에 비해 시급이 적은 편이라고 생각할 수도 있다. 한국에서처럼 연차가 쌓이면 억대 연봉이 가능할지, 현재 급여로 생활이 가능한지 궁금할 것이다. 개인적으로 해외에서 근무하는 외국인 노동자에게는 연차보다 영주권이 중요하다고 생각한다. 안정된 신분을 갖게 되면 지원할 수 있는 직원 모집공고가 다양해진다. 내가 본 채용공고 중에는 시급 72달러 업무도 있었다. 이를 일급으로 계산해보면 576달러(일 8시간 근무), 월급으로 환산하면 11,520달러(주 5회, 월 20일 근무), 연봉으로 계산하면 138,240달러 즉, 한화로 1억 8천만 원이 넘는다. 물론 흔치 않은 예시이긴 하지만, 그래도 취업 비자에 비해 병원이나 기관에서 직원 채용 시 지원자에게 제시하는 시급이 상당히 높다.

이곳의 물가는 미국 대도시의 물가보다는 비싸지 않지만 한국보다는 조금 더 비싸다. 예를 들어, 맥도날드 빅맥 세트가 한국에서 7,800원이면 이곳은 대략 13,000원(10달러) 정도다. 이곳에서 생활하면서 매달 월세, 관리비, 차량 유지, 핸드폰 요금 등 1,200달러(약 155만 원)를 고정 비용으로 지출하고 있다. 또한 미국은 세율이 높아 나는 매달 1,000달러 정도의 세금도 납부한다. 한국에서의 생활과 비교해보면 급여는 더 많이 받지만, 물가 때문에 저축하는 금액은 한국과 크게 차이가 없는 것 같다.

미국에서 임상병리사 일을 하게 된 계기는 무엇인가?

어느 날 문득 일을 쉬고 싶다는 생각을 하게 되었다. 잠깐 쓰는 휴가가 아니라 조금 길게 말이다. 그 당시에는 휴가를 쓰는 것이 쉽지 않았기에 여가 생활은 사치였고, 쉬지 않고 일하면서 많이 지쳐 있었다. 너무 힘들어서 지쳤다기보다, 평생 이 일을 할 텐데 한 번쯤은 푹 쉬고 싶다 정도의 느낌이었다. 아마 이 글을 읽는 사람들 중에는 '쉬었다가 다른 병원으로 취업하면 되지 않나?'라고 생각할 수도 있다. 다른 직종은 잘 모르겠지만 한국에서는 임상병리사가 퇴사 후 타 병원으로 이직하는 것이 마냥 쉽지만은 않다. 불가능한 건 아니지만 과감한 도전이라 해야 할까? 임상병리사 업무 관련 공무원 또는 공기업에 도전하는 방법도 있었다. 재취업에 대한 자신은 없었지만 끊임없이 쉬고 싶다는 생각이 들 정도로, 그 당시에는 휴식이 정말 필요했다. 그러던 어느 날 정말 운 좋게 미국이라는 새로운 선택지를 알게 되었고, 미국 임상병리사 자격인 ASCPi를 취득하였다. 한 달 정도 시험공부를 하고 바로 시험에 응시하여 붙었는데, 아마 운도 많이 따랐을 거라 생각한다. 그리고 얼마 후에 영어 공부에 집중하기 위해 과감히 퇴사를 하고 지금 이곳에서 일하게 되었다. ASCPi 취득 후 이곳에 오기까지 6년이라는 시간이 걸렸다.

앞으로의 계획은 어떻게 되는가?

앞으로 나의 목표는 미국 영주권을 취득한 뒤 이곳저곳을 이동하며 트레블텍을 하는 것이다. 미국에서는 여전히 트레블텍의 수요가 꽤 있는 것으로 알고 있다. 미국 대도시의 트레블텍 채용공고를 찾아보면 시급은 70~80달러로 지금보다 훨씬 높다. 인원이 부족한 검사실에서 트레블텍으로 4~6개월가량씩 근무하며 여행하는 기분으로 다양한 경험을 쌓은 뒤, 최종적으로는 날씨도 좋고 살기도 좋은 캘리포니아에 정착하고 싶다.

해외(미국) 임상병리사가 되기 위해
필수적으로 준비해야 하는 것들은 무엇인가?

미국에서 일하고자 한다면 ASCPi를 먼저 취득해야 한다. 그다음 취업을 원하는 지역과 그곳에서 요구하는 조건들을 충족시켜야 한다. 미국은 워낙 큰 나라이다 보니 지역마다 법이 다르고 요구하는 자격 조건이 다르다. 따라서 그에 맞게 꼼꼼하게 준비를 해야 한다. 의료보건 관련 직종의 경우는 비자스크린(VISA Screen)이라는 비자 취득 전 통과해야 하는 과정이 있다. 그중 영어시험이 포함되는데 많은 임상병리사나 간호사 선생님들이 이 시험에서 어려움을 겪고 있다. 영어시험을 통과한다 해도 미국에서 일상생활에 문제없이 영어를 쓰려면 많이 부족할 것이다. 일상 및 직장 생활에서의 의사소통을 위한 최소한의 자격시험이라고 생각하면 될 것 같다. 어쨌든 여기까지 준비가 되었다면 본인의 취업 비자 또는 영주권을 지원해줄 병원이나 취업알선 기업을 찾아서 면접을 봐야 한다. 면접까지 통과했다면 이제 본격적으로 서류를 준비하고 미국에서 일할 준비를 하면 된다.

해외 취업에 관심을 갖고 있는 예비 임상병리사들에게 한 마디

요즘은 내가 취업했을 때에 비하면 영어를 잘하는 친구들이 많은 것 같다. 많은 학생들이 교환학생으로도 해외에 많이 나가고, 어학연수나 워킹홀리데이 같은 제도도 잘 활용하는 것 같다. 아마 그때의 나보다는 조금 더 유리한 조건일 것이다. 영어를 잘하는 임상병리학과 학생, 해외 취업을 꿈꾸는 현직에 있는 임상병리사 선생님들에게 이야기하고 싶다. ASCPi를 취득하고 영어 성적까지 완료하면 80%는 완성이다. 미국에는 정말 많은 구직 공고가 있다. 그러니 포기하지 말고 힘을 내어 도전하면 좋겠다.

규제과학전문가와
품질전문가

　마지막으로, 조금 생소하지만 임상병리사라는 인력을 필요로 하는 분야에 대해 이야기해보려 한다. 흔히들 임상병리사는 병원 내에서 또는 환자 검체를 직접적으로 다루는 업무만 할 수 있다고 생각한다. 하지만 임상병리사는 환자의 검체를 다룰 수 있는 '자격'을 부여받은 직업인 만큼 검체를 다루는 업무에 대한 이해도가 높은 직종이다. 이와 관련하여 동의대학교 임상병리학과 임용 교수님은 학생들이 좀 더 세상을 넓게 바라보길 원하는 마음에, 우리가 가진 면허를 이용하여 진출할 수 있는 다양한 직업을 제시해주신다. 전국의 많은 임상병리학과 학생들이나 신입 임상병리사들이 진로에 대해 고민하고 있을 때 '규제과학(RA)전문가'와 '품질전문가'라는 직업에 대해서도 고민해볼 수 있도록 제안해주셨다. 이 직업들이 어떻게 생겨났는지, 임상병리사가 어떻게 이 직종에 진출할 수 있는지에 대해 이야기해보려 한다.

규제과학전문가

최근 전 세계적으로 유행했던 코로나 팬데믹을 계기로 대한민국의 위상이 꽤 높아졌다. 신속하고 정확한 방역 체계로 무증상 보균자로부터도 짧은 시간 안에 바이러스 감염의 유무를 확인하여 신속하게 격리함으로써 감염에 따른 피해 정도를 효율적으로 낮출 수 있었다(호흡기계의 감염은 특히 증상이 나타나기 전인 무증상 단계가 중요한데, 이 단계에서 바이러스가 활발하게 활동하기 때문이다). 이로 인해 대한민국이 전 세계적으로 체외진단의료기기 식약처 내의 인허가 시스템을 선진화 시스템으로 급격하게 끌어올렸다. 코로나 이전에는 선진국에서 대한민국의 제품을 신뢰하지 않는다는 이유로 수입을 안했지만 이제는 대한민국의 제품을 신뢰하게 되었기에 현재 전 세계로 체외진단기기를 많이 수출하고 있다.

임상병리사라 하면 환자 또는 환자의 검체를 검사하는 전문가이지만 병원 이외에서도 필요로 하는 인력이 되었다. 즉 체외진단기기 인허가 과정에서도 임상병리사가 필요한 인력이 된 것이다. 이유는 이 또한 사람의 검체를 이용한 진단용 기기이기 때문이다. 사람의 검체를 검사했을 때 믿을 수 있는 결과인지, 제품이 신뢰성 있는 결과를 도출하는지에 대한 판단을 할 수 있는 임상병리사가 인허가 단계에서도 중요한 인적 자원이 된다. 이 단계, 즉 연구 개발된 체외진단기기에 인허가를 전문적으로 하는 사람이 바로 '규제과학전문가'다.

여기서 규제과학전문가는 '의약품의 안전성·유효성과 제품화 업무 수행에 필요한 법적 및 과학적 규제 기준에 대한 고도의 전문 지식을 갖추고 관련 업무를 수행하는 자'라고 정의할 수 있다. 이러한 정의에 따르면 규제과학전문가가 수행하는 주요한 직무나 역할은 제품 개발, 기획, 허가심사 업무, 규제 이행 및 경제성 평가 등에 이르기까지 폭넓게 규정될 수 있다.[16] 이 중 임상병리사의 규제과학전문가로서의 영역은 의료기기의 허가 업무 영역으로 의료기기 인허가 전문가로 세계적 인허가 시스템에서 요구하는 검사 방법과 결과 해석을 요구하고 있기 때문에 임상병리사의 직무 능력이 많이 반영될 수 있다.

규제과학전문가를 양성하는 특성화 대학원은 동국대학교, 연세대학교, 성균관대학교가 있다. 이곳에서 교육을 이수해야만 규제과학전문가 시험을 응시할 자격이 주어지지만 임상병리사는 이 과정이 필요 없다. 즉, 어떠한 교육과정이나 현장 실무를 따로 수료하지 않아도 규제과학전문가 시험에 응시할 자격이 주어진다.

인허가 전문가인 규제과학전문가가 되는 데, 왜 임상병리사가 다른 전공을 한 사람들보다 유리할까. 규제과학전문가 임상 실험을 통해 도출된 데이터에 대한 판단을 하고 의미부여를 할 수 있어야 하기 때문이다. 그런데 임상병리사는 도출된 결과가 신뢰할 수 있다는 것을 측정이 아닌 검사 행위를 통해 판단한다. 즉 정확한 검사 행위를 통해 판단을

---

16   출처: 의약품안전관리 전문인력(의약규제전문가) 사회적 수요예측연구, 홍성민

하여 의미부여가 가능하게 되고, 이후 다음 단계인 인허가를 하게 된다.

미국의 한 매체에서 2024년 전도유망한 직업으로 규제과학전문가를 뽑았다고 한다.

RANK	JOB	EFUCATION	2015 MEDIAN PAY
1	Med., Clinical Lab Technologists and Technicians	Bachelor's degree	$50,550 per year
2	Medical Scientists	Doctoral or professional degree	$82,240 per year
3	Biomedical Engineers	Bachelor's degree	$86,220 per year
4	Biological Technicians	Bachelor's degree	$41,650 per year
5	Biochemists and Biophysicists	Doctoral or professional degree	$82,150 per year
6	Chemical Technicians	Associate's degree	$44,660 per year
7	Zoologists and Wildlife Biologists	Bachelor's degree	$59,680 per year
8	Microbiologists	Bachelor's degree	$67,550 per year
9	Genetic Counselors	Master's degree	$72,090 per year
10	Eqidemiologists	Master's degree	$69,450 per year

Top 10 Biotech Jobs Most in Demand Through 2024*
(출처: The 10 Biotech Jobs Most in Demand Through 2024 | BioSpace)

또한 〈규제과학 및 규제과학 전문가 양성 프로젝트의 국내외 동향 분석: 미국, 일본, 싱가포르, 한국을 중심으로〉라는 리뷰 논문의 내용에 따르면, 규제과학은 규제 제품(의약품, 의료기기 등)의 수명주기(lifecycle)에서 발생하는 평가 상황에서 보다 과학적인 근거를 제공해 납득할 수 있는 규제가 가능하도록 하는 목적이 있어 규제과학전문가 양성의 중요성에 대한 내용을 설명하였다. 동시에 다른 선진 해외 국가들의 규제과학 발전 전략의 동향과 인재 양성 전략을 분석하여 국내 또한 빠른 변화에 대응하는 규제과학의 발전이 필요하다고 명시하였다. 포스트 코로나 시대인 현재, 규제과학전문가는 빠른 과학 발전에 필수적인 인력이며 블루오션이다. 그리고 의료기기에 대한 이해와 의료기기로 분석하는 대상인 검체에 대한 이해가 충분한 임상병리사에게 적합한 직업이라 생각된다.

품질전문가

임상병리사는 환자의 체외에서 다양한 검사를 한다. 체외에서 검사를 하는 장비 또는 여러 검사 관련 요소들을 이용하기 때문에 체외진단의료기기법과 연관이 있다. 이전에는 의료기기법에 포함되어 있었지만 따로 법률을 제정해야 하는 필요성에 의해 이 체외진단의료기기법은 2019년 4월 30일에 제정되었고 시행은 2020년 5월 1일부로 시행되었다. 해당 법령을 살펴보면 품질책임자의 자격 기준 1호에 임상병리사가 명시되어 있다.

- **의료기기법:** 의료기기의 제조·수입 및 판매 등에 관한 사항을 규정함으로써 의료기기의 효율적인 관리를 도모하고 국민보건 향상에 기여하기 위해 제정한 법(2003. 5. 29, 법률 제6909호).
- **체외진단의료기기법:** 이 법은 체외진단의료기기의 제조·수입 등 취급과 관리 및 지원에 필요한 사항을 규정하여 체외진단의료기기의 안전성 확보 및 품질 향상을 도모하고 체외진단의료기기의 국제경쟁력을 강화함으로써 국민보건 향상 및 체외진단의료기기의 발전에 이바지함을 목적으로 한다.

〈체외진단의료기기법 시행규칙〉

[시행 2023. 9. 1.] [총리령 제1898호, 2023. 9. 1., 일부개정]

제12조(품질책임자) ① 품질책임자의 자격기준은 다음 각 호와 같다.

1. 「의료기사 등에 관한 법률」에 따른 임상병리사의 면허를 가진 사람

2. 「국가기술자격법」에 따른 의공기사 또는 품질경영기사의 자격을 가진 사람

3. 「자격기본법」 제19조제1항에 따라 식품의약품안전처장이 공인한 의료기기 RA(Regulatory Affairs) 전문가 자격을 가진 사람

4. 「고등교육법」 제2조 각 호에 따른 학교(같은 조 제4호에 따른 전문대학은 제외하며, 이하 이 조에서 "대학 등"이라 한다)에서 학사학위를 취득한 사람(법령에서 이와 동등 이상의 학력이 있다고 인정한 사람을 포함한다. 이하 이 조에서 같다)으로서 「대학설립·운영 규정」 별표 1에 따른 자연과학·공학·의학계열 분야(이하 이 조에서 "체외진단의료기기 관련 분야"라 한다)를 전공한 사람

5. 대학 등에서 체외진단의료기기 관련 분야가 아닌 분야에서 학사학위를 취득한 사람으로서 해당 학사학위 취득 후 「고등교육법」 제29조에 따른 대학원에서 체외진단의료기기 관련 분야의 석사학위 이상의 학위를 취득한 사람

6. 대학 등에서 체외진단의료기기 관련 분야가 아닌 분야의 학사학위를 취득한 사람으로서 해당 학사학위 취득 후 의료기기 또는 체외진단의료기기 제조·수입업체에서 1년 이상 품질관리 업무에 종사한 경력이 있는 사람

7. 「고등교육법」 제2조제4호에 따른 전문대학에서 전문학사학위를 취득한 사람(법령에서 이와 동등 이상의 학력이 있다고 인정한 사람을 포함한다. 이하 이 조에서 같다)으로서 체외진단의료기기 관련 분야를 전공하고, 해당 전문학사학위 취득 후 의료기기 또는 체외진단의료기기 제조·수입업체에서 1년 이상 품질관리 업무에 종사한 경력이 있는 사람

8. 「고등교육법」 제2조제4호에 따른 전문대학에서 전문학사학위를 취득한 사람으로서 체외진단의료기기 관련 분야가 아닌 분야를 전공하고, 해당 전문학사학위 취득 후 의료기기 또는 체외진단의료기기 제조·수입업체에서 3년(「고등교육법」 제48조제1항에 따라 수업연한이 3년인 전문대학에서 전문학사학위를 취득한 사람의 경우에는 2년을 말한다) 이상 품질관리 업무에 종사한 경력이 있는 사람

9. 「초·중등교육법」 제2조제3호에 따른 고등학교·고등기술학교의 졸업자(법령에서 이와 동등 이상의 학력이 있다고 인정한 사람을 포함하되, 제10호에 해당하는 경우는 제외한다)로서 그 고등학교·고등기술학교를 졸업한 후 의료기기 또는 체외진단의료기기 제조·수입업체에서 5년 이상 품질관리 업무에 종사한 경력이 있는 사람

10. 「초·중등교육법 시행령」 제90조제1항제10호에 따른 체외진단의료기기 관련 분야의 산업수요 맞춤형 고등학교의 졸업자로서 그 고등학교를 졸업한 후 의료기기 또는 체외진단의료기기 제조·수입업체에서 3년 이상 품질관리 업무에 종사한 경력이 있는 사람

11. 의료기기 또는 체외진단의료기기 제조·수입업체에서 6년 이상 품질관리 업무에 종사한 경력이 있는 사람

2019년도에 의료기기법에서 체외진단키트 관련 법령이 포함되었던 시기에 체외진단키트에 대하여 법령을 별도로 제정할 필요를 인식하고 필요성을 느껴 관련 법령이 제정된 이후, 때마침 코로나 팬데믹이 발생하였다. 이 법령을 통하여 의료기기 생산 후 허가를 받는 중요한 업무를 수행하는 품질책임자의 역할이 대두되기 시작했다. 제품을 생산할 때 제품의 원자재에 들어 있는 성분들이 식약처의 허가를 받을 때와 똑같은 성능을 보여야 하는데, 품질책임자는 이런 부분들을 업무 현장에서 품질 관리를 위해 책임지는 전문가다.

　　품질책임자가 되기 위해서는 자격 요건이 필요한데 체외진단의료기기법 시행규칙 제12조1항1호에 임상병리사의 면허를 가진 사람이 명시되어 있다. 이 직종은 '분석적 성능 평가'라는 키워드가 중요하다. 즉, 환자의 검사를 분석하기 전 기기의 성능을 평가하는 것이다. 분석 전에 체외진단기기의 품질과 관련하여 원자재와 관련된 허가를 받아야 하고, 이를 통해 만들어진 체외진단기기가 믿을 수 있는 결과를 도출하는지 성능을 평가한다.

　　코로나 팬데믹 이후 새로운 체외진단기기에 대한 허가 및 생산 업무가 유망한 직업으로 떠오르고 있는데, 결국은 사람의 검체를 통해 검사하는 부분에 대한 업무이므로 임상병리사가 되었을 때 진출할 수 있는 유망한 직종으로 떠오르고 있다.

미래의 임상병리사들에게

"물론 이건 어디까지나 나의 개인적인, 그리고 경험적인 의견에 지나지 않습니다. 보편성 따위는 없을지도 모릅니다. 그러나 나는 이 자리에서 애초에 개인 자격으로 이야기하는 것이니까 내 의견은 아무래도 개인적인 것이 되고 맙니다. 다른 의견도 많겠지만 그건 다른 사람의 입을 통해 들어주십시오."

— 무라카미 하루키, 『직업으로서의 소설가』, 현대문학(2016)

'내 이야기를 읽고 싶어 하는 사람이 있기는 할까?'

처음 책 집필을 제안받았을 때 가슴이 굉장히 두근거렸던 기억이 난다. 개인적으로 책 읽는 것을 싫어하지 않을뿐더러 좋은 글귀가 있거나 마음에 새겨두고 싶은 문장이 있으면 기록하고 되새기는 것을 좋아한다. 그렇게 필사를 하면서 가끔은 '언젠가 내 이름을 책을 출간하는 날이 왔으면 좋겠다'라는 막연한 희망을 가진 적도 있다. 그 기회가 이렇게 빨리 오게 될 줄은 몰랐다. 더구나 그 책의 주제가 나의 취미생활이 아닌, 직업이 될 것이라고는 상상도 하지 못했었다. 심지어 사람들이 잘 모르는 내 직업인 '임상병리사'에 대한 이야기를 하게 되었다. 처음에는 걱정이 많았던 것도 사실이다. 하지만 할 수 있을 것 같다는 생각이 들었다. 그렇게 나의 경험을 써 내려갔고, 책으로 만들어졌다.

출간 이후 나에게 리프레시 휴가와 더불어 무급휴가를 사용할 수 있는 기회가 생겼다(내가 일하는 병원은 입사 7년이 되면 한 달간의 무급휴가를 사용할 수 있는 기회를 제공하는데, 이를 리프레시 휴가라고 부른다. 이 제도는 모든 병원의 공통사항은 아니다). 그 덕에 여러 나라를 여행하면서 많은 사람들을 만날 수 있었고 서로에 대해 이야기할 수 있는 기회를 갖게 되었다.

여행 전에는 외국인들이 서로의 신상을 잘 묻지 않는다고 생각했는데, 막상 만나보니 꼭 그렇지도 않았다. 서로 다른 나라에서 '여행'이라는 같은 목적을 갖고 한 방에 모여 이야기를 시작하려면 '자기소개'는 필수다. 먼저 국적, 나이, 직업을 소개한 후에 그곳에서 무엇을 했는지에 대한 이야기를 나누었다(나이를 묻지 않는다는 말은 '완전한 사실'은 아니다. 내 나이만 몇 번을 언급했는지 셀 수 없을 정도이니 말이다).

내가 있던 방에서는 보건의료 관련 직업에 종사하는 사람은 나 하나였다. 많은 설명을 하지는 않았지만 이미 함께 방을 사용했던 친구들이나 새롭게 만났던 사람들은 내 직업에 대해 매우 잘 알고 있었고, 어떤 사람은 나를 'high people'이라고 표현하기도 했다. 내 직업이 해외에서는 생각보다 잘 알려져 있다는 사실에 내심 기분이 좋으면서도, 한국에서는 여전히 나를 '간호사' 혹은 '아가씨'라고 부르는 사람이 많다는 사실에 씁쓸함도 느꼈다. 언제쯤 많은 사람들이 우리를 정확히 알게 될까?

2024년 1월, 이 책의 1쇄 출간 시기는 적절했지만 그 이후 시작된, 그리고 여전히 해결되지 못한 의료계 이슈들로 국민뿐만 아니라 많은 병원들이 힘든 시간을 보내고 있다. 그러다 보니 당연히 병원에 대한 불안감이 고조될 것이고 자연스레 보건의료 직종에 대한 관심이 감소될 것이라고 생각했다. 그로 인해 이 책을 찾는 사람들이 점점 없어져서 자연스레 묻힐 것이라고 생각했고, 실제 여러 서점을 방문하면 사람들이 별로 접근하지 않는 구석에 위치한 책장 맨 위에 있는 것을 확인할 수 있었다. 그렇게 마음 놓고 평범한 일상을 보내다, 2쇄를 찍게 되었다는 출판사의 연락을 받고 매우 놀랐다. 생각보다 많은 사람들이 이 직업에 대해 관심을 갖고 있다는 것을 알게 되었을 때, 다시 한번 희망을 가지게 되었다.

이 책에서도 여러 번 언급했지만, 정답은 없다. 내가 어떻게 이 직업을 선택하게 되었고, 취업하게 되었는지에 대한 방법들 중 내가 경험했던 '일부'를 알려주는 것이다. 다만, 본인이 하고자 하는 것이 방향성이 있고 꾸준하다면 언젠가는 이루어질 것이라는 점을 말하고 싶었다. 세상에 이토록 게으른 나 같은 사람도 '안정적인 직업을 갖고 싶다'란 방향, '대학원 (수료가 아닌) 졸업하겠다'란 방향, '언젠가 책을 출판하고 싶다'란 방향, '좋은 임상병리사가 되고 싶다'란 방향을 바라보며 꾸준히 하다 보니 이 자리에 있다는 것을 알려주고 싶었다. 이 방향이 성공의 길인지, 실패의 길인지는 모르지만 나는 아직도 이 방향을 향해 걸어가고 있다. 언젠가는 성공을 이야기하는 날이 오길 바라며.

이 책을 읽은 새내기 학생이라면, 혹은 병원 실습을 가게 된다면, 혹은 막 입사한 신규 직원이라면 이미 그 자리에 있는 선배들이나 그곳의 선생님들에게 그분들만의 이야기를 들려달라고 해보는 것은 어떨까? 다른 이야기를 들을 기회가 온다면, 다른 분들의 입을 통해 들어보길 추천한다.

임상병리사는 이렇게 일한다

지 은 이 박수진

펴 낸 날 1판 1쇄 2024년 1월 9일
         1판 2쇄 2024년 12월 26일

대표이사 양경철
편집주간 박재영
편   집 지은정
디 자 인 박찬희

발 행 처 ㈜청년의사
발 행 인 양경철
출판신고 제313-2003-305(1999년 9월 13일)
주   소 (04074) 서울시 마포구 독막로 76-1(상수동, 한주빌딩 4층)
전   화 02-3141-9326
팩   스 02-703-3916
전자우편 books@docdocdoc.co.kr
홈페이지 www.docbooks.co.kr

ISBN 979-11-93135-15-0 (13510)

• 책값은 뒤표지에 있습니다.
• 잘못 만들어진 책은 서점에서 바꿔드립니다.